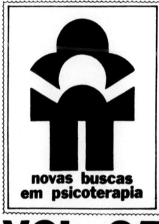

VOL. 35

Dados Internacionais de Catalogação na Publicação (CIP)
(Câmara Brasileira do Livro, SP, Brasil)

Feldenkrais, Moshe, 1904-1984

Vida e movimento / Moshe Feldenkrais; [tradução de Celina Cavalcanti; revisão técnica de Marcia Martins de Oliveira]. – São Paulo: Summus, 1988.

ISBN 978-85-323-0310-3

1. Autoconhecimento 2. Capacidade motora 3. Exercício 4. Movimento (Psicologia) 5. Percepção I. Título II. Série.

CDD-613.71
-152.3
88-1598 -153-7

Índices para catálogo sistemático:
1. Autoconsciência: Psicologia aplicada 158.1
2. Capacidade motora: Psicologia 152.3
3. Desenvolvimento perceptivo: Psicologia 153.7
4. Desenvolvimento pessoal: Psicologia aplicada 158.1
5. Exercícios: Higiene 613.71
6. Movimento: Psicologia 152.3
7. Movimentos: Exercícios: Higiene 613.71

www.summus.com.br

Compre em lugar de fotocopiar.
Cada real que você dá por um livro recompensa seus autores
e os convida a produzir mais sobre o tema;
incentiva seus editores a encomendar, traduzir e publicar
outras obras sobre o assunto;
e paga aos livreiros por estocar e levar até você livros
para a sua informação e o seu entretenimento.
Cada real que você dá pela fotocópia não autorizada de um livro
financia o crime
e ajuda a matar a produção intelectual de seu país.

Moshe Feldenkrais

VIDA e MOVIMENTO

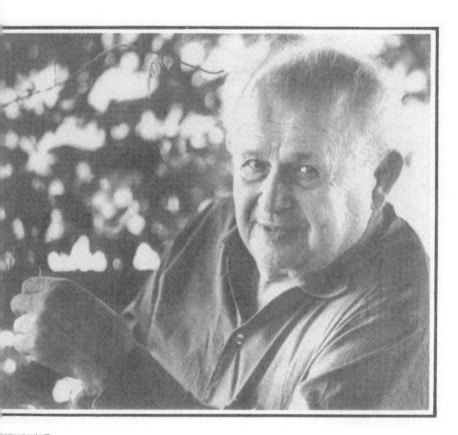

summus editorial

Do original em língua inglesa
THE MASTER MOVES
Copyright © 1984 by Meta Publications
Direitos desta tradução reservados por Summus Editorial

Tradução: **Celina Cavalcanti**
Revisão técnica: **Marcia Martins de Oliveira**

Summus Editorial
Departamento editorial
Rua Itapicuru, 613 –7º andar
05006-000 – São Paulo – SP
Fone: (11) 3872-3322
http://www.summus.com.br
e-mail: summus@summus.com.br
Atendimento ao consumidor

Summus Editorial
Fone: (11) 3865-9890

Vendas por atacado
Fone: (11) 3873-8638
e-mail: vendas@summus.com.br

Impresso no Brasil

NOVAS BUSCAS EM PSICOTERAPIA

Esta coleção tem como intuito colocar ao alcance do público interessado as novas formas de psicoterapia que vêm se desenvolvendo mais recentemente em outros continentes.

Tais desenvolvimentos têm suas origens, por um lado, na grande fertilidade que caracteriza o trabalho no campo da psicoterapia nas últimas décadas e, por outro, na ampliação das solicitações a que está sujeito o psicólogo, por parte dos clientes que o procuram.

É cada vez maior o número de pessoas interessadas em ampliar suas possibilidades de experiência, em desenvolver novos sentidos para suas vidas, em aumentar suas capacidades de contato consigo mesmas, com os outros e com os acontecimentos.

Estas novas solicitações, ao lado das frustrações impostas pelas limitações do trabalho clínico tradicional, inspiram a busca de novas formas de atuar junto ao cliente.

Embora seja dedicada às novas gerações de psicólogos e psiquiatras em formação, e represente enriquecimento e atualização para os profissionais filiados a outras orientações em psicoterapia, esta coleção vem suprir o interesse crescente do público em geral pelas contribuições que este ramo da Psicologia tem a oferecer à vida do homem atual.

MOSHE FELDENKRAIS
(1904-1984)

Foi uma honra conhecer você. Uma felicidade compartilhar sua amizade e um privilégio publicar seus livros.

Richard Bandler
Editor americano

AGRADECIMENTOS

A Carl Ginsburg, pela edição e por conservar intacto o espírito de Moshe neste manuscrito.

A Edna Scott, pela transcrição das fitas dos seminários originais.

A Anat Baniel e Mark Reese, por sua assistência editorial.

A Bonnie Freer, fotógrafa, por todas as fotografias de Moshe neste livro.

A Kolman Korentayer, por seus conselhos e assistência editorial nas fotos, no texto e no estilo deste livro.

Richard Bandler
Editor americano

NOTA

Este livro é um guia para você descobrir que o movimento é um meio e um grande aliado no processo de aprendizagem e autodesenvolvimento.

O uso destas propostas com terceiros exige mais do que a leitura e a execução destas seqüências de movimento.

A formação do profissional no Método Feldenkrais, sob responsabilidade da Fundação Feldenkrais, é realizada através de cursos cuja primeira etapa de trabalho estende-se ao longo de quatro anos.

Esta formação inicia o profissional na compreensão e domínio da Teoria e da Técnica criadas por Moshe Feldenkrais. Sem esta base inicial corre-se o risco de mecanizar o trabalho transformando as seqüências de movimento em exercícios de contorsão ou relaxamento que pouco ou nada têm de comum com o ato de conhecer-se através do movimento.

Assim sendo, apenas os profissionais credenciados pela Fundação Feldenkrais estão autorizados a usar os nomes Método Feldenkrais, Consciência pelo Movimento e Integração Funcional e aplicar a metodologia.*

---

* (Nota do Editor): Celina Cavalcanti estudou com Moshe Feldenkrais no Treinamento de Amherst, USA. Desde 1983 começou a ensinar o método no Brasil (Nordeste). Morou nos Estados Unidos por 15 anos e, atualmente, de volta ao Brasil aplica tal método em São Paulo e Rio de Janeiro.

Marcia Martins de Oliveira é psicóloga, especialista no Método Feldenkrais, formada pela Fundação Feldenkrais, 1987, Canadá.

ÍNDICE

Apresentação da Edição Brasileira 15
Introdução 19
PALESTRA INTRODUTÓRIA: Descobrindo Pequenas Diferenças 27
LIÇÃO UM: Rotação no Chão 39
LIÇÃO DOIS: Pensando e Fazendo 53
LIÇÃO TRÊS: Explorando o Chão: Com os Movimentos do Ombro 61
LIÇÃO QUATRO: Engatinhar e Andar 69
LIÇÃO CINCO: Rolando com as Costelas 77
LIÇÃO SEIS, PARTE I: Os Braços em Círculo 85
LIÇÃO SEIS, PARTE II: Fazendo Círculo com o Quadril .. 89
LIÇÃO SETE: O Movimento dos Olhos Organiza o Movimento do Corpo 111
LIÇÃO OITO: A Sétima Vértebra Cervical 135
LIÇÃO NOVE: A Cabeça Através do Corpo 149
LIÇÃO DEZ: O Maxilar, a Língua e a Agressão 161
LIÇÃO ONZE: Balançando a Pélvis 175
LIÇÃO DOZE: Aprendendo a Sentar a Partir da Posição Deitada 189

APRESENTAÇÃO DA EDIÇÃO BRASILEIRA

Dr. Moshe Feldenkrais, matemático, engenheiro e físico enamorou-se da capacidade que o ser humano tem para aprender e utilizando o MOVIMENTO como meio de pesquisa, desenvolveu um método de trabalho que conjuga Ciência e Arte e permite a transformação e aperfeiçoamento constante de nossas capacidades.

Moshe, como era chamado por seus alunos, foi também um grande contador de casos e estórias. Era parte de sua didática criar um clima envolvente e prazeroso. Seu intuito era despertar curiosidade e inquietação, aspectos que considerava imprescindíveis para o autodesenvolvimento.

Talvez todo o interesse pela maneira de agir do Homem tenha começado muito cedo na vida deste russo que adotou Israel como pátria.

Nascido em Baranovitz, na Rússia, viajou sozinho para o condado britânico da Palestina aos 14 anos de idade.

Foi na Palestina que, pela primeira vez, aos 16 anos de idade, teve contato com uma arte marcial. Submeteu-se a um treinamento em jiu-jitsu e foi então que começou a perguntar se é preciso treinar nossa capacidade de ataque e defesa, para em seguida esquecermos, ou se podemos aperfeiçoar esta mesma capacidade, passando a dominá-la, refinando-a constantemente.

O primeiro capítulo deste livro é dedicado a análise e discussão desta qualidade da aprendizagem: o refinamento. É fascinante seguir Moshe em seu raciocínio sobre a capacidade de perceber diferenças sutis e sua importância para a sobrevivência e para o crescimento pessoal.

Foram estas questões que o levaram a documentar fotograficamente pessoas em situações de perigo, e da análise deste material elaborou um pequeno manual de defesa pessoal no qual sugeria aperfeiçoar os gestos espontâneos de ataque e defesa em vez de exercitar-se em posturas predeterminadas de luta.

Morando em Paris nos anos que precederam a Segunda Grande Guerra, novamente o interesse por defesa pessoal o levou a conhecer o professor Kano — criador do judô.

A embaixada do Japão organizara uma série de conferências e demonstrações sobre judô. Em substituição ao convite oficial Moshe apresentou seu manual de defesa pessoal. Foi aceito para assistir a demonstração e também convidado para jantar com o professor Kano.

O convite para jantar intrigou muito o então doutorando em Física. Para sua alegria e surpresa o professor Kano apreciou muito o manual de defesa pessoal, queria permissão para utilizar as propostas nele contidas nas escolas de judô. Posteriormente o professor Kano deixou ainda mais claro seu interesse pelas idéias deste jovem. Convenceu-o a tornar-se um judoca e responsabilizou-se pela implantação do judô na Europa. Foi assim que Moshe passou a dividir seu tempo entre o primeiro clube de judô que fundou na França e seu trabalho como assistente de Joliot-Curie de quem foi discípulo e amigo. Bem mais tarde, em viagens ao Japão, seria recebido e reverenciado como um dos grandes mestres desta arte de raízes milenares.

Durante a Segunda Guerra, refugiado na Inglaterra trabalhou como cientista junto à Marinha britânica e deu continuidade a suas pesquisas "oficiosas" no campo da neurologia e do comportamento humano.

Há muitos anos Moshe recuperara-se de uma lesão no joelho. Lesara o joelho jogando futebol, e na época os médicos eram bastante céticos quanto às suas possibilidades de vir a andar com facilidade e principalmente voltar a praticar esportes.

Moshe recuperou sua agilidade realizando um trabalho de auto-observação e organização do movimento. Esta experiência rendeu-lhe muitos amigos interessados em conseguir sua ajuda para resolver problemas semelhantes.

Deste passatempo nasceu um livro editado pela primeira vez em 1949, na Inglaterra, sob o título *Body and Mature Behavior*.

De volta a Israel ainda se dedicou à Física e Engenharia, tornando-se o primeiro diretor do Departamento de Eletrônica das Forças Armadas de Israel. Gradativamente o que era passatempo foi ocupando mais e mais seu interesse até se transformar em sua atividade principal.

Consciência pelo Movimento e Integração Funcional são as técnicas com as quais denomina seu trabalho de grupo e individual. Através deste trabalho Moshe Feldenkrais tornou-se mundialmente conhecido, trabalhando e convivendo com músicos e maestros, dançarinos e coreógrafos, cientistas e pesquisadores, bem como todos aqueles que queriam conhecer suas descobertas e sistematizações no campo do Desenvolvimento Humano.

Em *Vida e Movimento* é possível visualizar Moshe, instigante, vivo. Sempre perguntador vai criando um clima mágico, mobilizando nossa capacidade de fazer, sentir, perceber, pensar e transformar.

É bem verdade que convivi muito tempo com áudio e videoteipes de Moshe, a ponto de conseguir recriar seus gestos, a modulação de sua voz e mesmo sua atitude frente às dúvidas e descobertas.

Moshe era baixo, autoritário e extremamente vibrante. Estava presente por inteiro em seu trabalho e tinha certeza de que éramos muito mais capazes do que nossa autocrítica nos permitia julgar. Aliás, lançava mão de todo seu arsenal de conhecimento e de toda sua habilidade para mobilizar nossa capacidade de ação, auxiliando-nos na redescoberta de nós mesmos e do mundo através de nossas sensações e percepções, e não através de idéias pré-concebidas ou estereotipadas.

Na introdução deste livro Carl Ginsburg fala de Moshe no contato direto com seus alunos, e dá informações de como usar o livro.

Quero enfatizar que ao gravar as lições, como Ginsburg sugere, gravei também os comentários de Moshe. Neste trabalho a comunicação verbal é tão importante quanto o ato de fazer. Separar o falar, do pensar e do fazer implica em restringir a qualidade deste trabalho e desviá-lo de seu objetivo principal: o desenvolvimento e o aprimoramento pessoal através do movimento.

Portanto, ao ler este livro lembre-se que foi transcrito de audioteipes gravados durante um grupo de vivência. Você vai ter que usar sua imaginação para criar vida e colorir o texto com suas emoções e questionamentos. É um livro que solicita participação e, como nas boas estórias de detetive, o aspecto mais envolvente e importante é o como se desenrola a ação.

Marcia Martins de Oliveira

INTRODUÇÃO

Minha primeira aula do Método Feldenkrais foi no verão de 1974.

Estava, naquela época, sofrendo de crises periódicas de dores na coluna lombar e explorando várias terapias corporais para aliviar meu problema. Inicialmente, relutei em experimentar o Método Feldenkrais. Este método, haviam me dito, tinha algo a ver com coordenação. Eu sabia que possuía má coordenação e me imaginava desajeitado, sem graça, um mau atleta e um péssimo bailarino.

As aulas foram uma revelação para mim. Em dois dias descobri que possuía toda habilidade de mudar o que desejava. Foi-me possível dançar e me movimentar livremente. Pude ficar em pé, de acordo com a gravidade, com minha pélvis perfeitamente alinhada debaixo dos meus ombros. Acima de tudo, pude executar movimentos simples que me permitiram alongar músculos, desde que seguisse o princípio básico de Feldenkrais: mover com consciência.

Como meus espasmos musculares desapareceram, passei meses falando unicamente sobre o Método Feldenkrais. No inverno ouvi dizer que no verão seguinte o próprio Feldenkrais estaria ministrando um curso de formação profissional em São Francisco. Imediatamente me matriculei, pois estava certo de que Moshe Feldenkrais possuía respostas para muita coisa que eu desejava entender.

Moshe chegou, no primeiro dia do curso, vestido com as mesmas calças largas e a mesma camisa que o veríamos vestir durante os três verões em que transcorreriam o curso. Seu rosto, de um duende, com dois chumaços de cabelos brancos de cada lado, que lhe davam um ar suave e, ao mesmo tempo, a fisionomia de um pai autoritário. Caminhava vagarosamente para proteger seus joelhos lesados, o mesmo problema que o levou às suas descobertas, mas possuía um físico sólido e equilibrado. Quando sentou-se na frente da sala olhando para a classe, subitamente ficamos encantados com ele.

Moshe sempre se sentava na frente do grupo, olhando os alunos. Isto criava uma situação de autoridade, onde ele dominava tudo o que se passava no grupo. Tal autoridade visava criar um contexto para a aprendizagem, pois seu intento era sempre incitar as pessoas para que vivenciassem suas propostas por si próprias, diretamente, e que fizessem julgamentos e discernimentos a partir daquela experiência. Quando ele desafiava alguém, baseava-se no fato de que a pessoa desafiada ainda não havia usado sua própria capacidade de raciocínio para descobrir, através da experiência e da auto-investigação, o que é correto. Sua autoridade, entretanto, nunca era ditatorial.

No nosso grupo, Moshe sempre agia deliberadamente. Por exemplo, as mudanças no seu estado de humor funcionavam para instigar nossa aprendizagem. Havia momentos de doçura, nos quais contava estórias com um brilho de sabedoria nos olhos. E outras vezes em que era adulador ou zombador. Os momentos de irritação eram tão eficientes para nos alertar quanto os momentos de suavidade. Ele possuía uma vasta bagagem de conhecimentos para nos transmitir, bem como muitas piadas e estórias bem-humoradas. De fato, ele nos manteve motivados a aprender durante todo o tempo em que permanecemos lá.

Além de tudo, ele era o perspicaz observador de tudo o que fazíamos no chão, à sua frente, até a menor nuança de expressão. Através da sala, com um grupo de sessenta e cinco pessoas, ele detectava a pessoa que se movia de maneira interessante ou diferente. Conseqüentemente, seu ensino de grupo tornava-se ensino individual, pois então ele dirigia seus comentários e observações àquela pessoa, sem revelar com quem estava falando; só a própria pessoa percebia. Por outro lado, às vezes escolhia uma só pessoa para fazer alguma demonstração, com o intuito de beneficiar ambos: a pessoa e o grupo.

Recordo-me que muitas vezes eu permanecia tão absorvido com suas explicações e estórias que suspeito ter passado uma grande parte do tempo num estado hipnótico. Era um estado em que muita aprendizagem acontecia. Moshe defendia apaixonadamente o fato de que a boa aprendizagem é aquela que soa como uma descoberta do próprio aprendiz. Obviamente, ele sabia que o próprio processo de aprendizagem não é consciente e que o sucesso na aprendizagem de algo importante e novo depende da natureza da experiência que induzia tal aprendizagem — isto explica as estórias, as mudanças no tom e na entonação, as alterações de humor, as risadas e todos os outros aspectos característicos do seu estilo de ensinar.

Perito em descobrir quando confundíamos verbosidade por raciocínio, ele freqüentemente nos instigava a pensar por que determinada ação seria mais fácil se a executássemos de forma A em vez de B ou C. Ele nos mostrava como nossas respostas não coincidiam com nossas experiências. Para Moshe, o pensamento e a ação eram uma coisa só. Talvez eu deva dizer que o pensamento resulta, necessariamente, numa mudança da ação.

Na transcrição do seminário de cinco dias que Moshe ministrou no Rancho Mann, Norte da Califórnia, em 1979, todo o seu pensamento pode ser investigado. Todas as suas idéias principais sobre o agir, o desenvolvimento humano, a sensibilidade, a consciência, e assim por diante, são apresentadas tanto na exposição como na sua aplicação através de lições práticas do movimento. As lições, parte de sua excepcional contribuição para o desenvolvimento humano, são a chave da compreensão do Método Feldenkrais. Existem lições mais antigas e mais recentes apresentadas aqui. As lições que forem semelhantes em livros anteriores são ensinadas de maneira renovada. Durante as aulas práticas, Moshe inevitavelmente explorava seu processo de ensinar, não só para dinamizar e acompanhar o grupo, mas também para desenvolver as idéias que ele apresentava.

As lições são, então, como as "contas de um rosário". A lógica da apresentação não foi determinada anteriormente, mas também não foi arbitrária. Existia uma evolução muito clara da aprendizagem que era específica para um determinado grupo. Tampouco as estratégias de apresentação das lições eram acidentais. Se escutarem uma fita grava de Moshe ensinando um grupo, notarão que tudo é muito claro. Porém, ao se analisar a transcrição das fitas, torna-se imediatamente óbvio que Moshe era perito em meias sentenças e pensamentos incompletos. Ao deixar de dizer algo, Moshe instigava o ouvinte a participar e completar o pensamento.

Embora fosse muito claro ouvir o que ele dizia, ao serem transcritas, suas palavras se tornavam confusas. Ao elaborar o manuscrito para editá-lo como livro, optei por sentenças completas, baseado nas informações apresentadas nas aulas práticas. Ao mesmo tempo, tentei preservar a essência do estilo de Moshe Feldenkrais como professor.

Mas um ponto sobre as lições precisa ser esclarecido. Normalmente, uma pessoa organiza-se para agir abaixo do nível de consciência comum. Ao concentrar a atenção na organização, geralmente o resultado é a interferência no processo de mudança da organização. O mesmo acontece se a atenção estiver concentrada na meta da ação ou do movimento. Você notará na leitura deste livro que Moshe nunca declara o objetivo do que ele está fazendo. Assim, as lições são planejadas, a fim de minimizar a atenção para os problemas e, ao mesmo tempo, para aumentar o que Moshe chama de consciência. Consciência, neste caso, é a percepção cinestésica, uma maneira de *sentir* o padrão necessário.

As lições, portanto, não possuem *conteúdo* sobre o que é correto, mas contêm processos que permitem, talvez pela primeira vez, sentir e experimentar o que é correto para si mesmo. Para você se orientar bem, é importante que encontre um jeito de fazer os movimentos de maneira fácil, confortável e satisfatória. Você mesmo reconhecerá, através do aumento de sua capacidade sensorial, o quanto você melhorou.

Moshe estava correto quando insistia que não era um professor e que não ensinava; isto é, se ensinar for determinar uma estrutura imposta exteriormente para o indivíduo. Moshe dizia constantemente: "Eu quero que vocês aprendam, mas que não sejam ensinados".

A Integração Funcional, o trabalho no qual Moshe toca o indivíduo, exemplifica adicionalmente a mesma maneira de criar mudanças nos padrões do movimento. Neste trabalho, o profissional e o aluno estão em comunicação através do toque. O profissional propriamente dito não faz nada, mas não o "nada" da passividade. O profissional pesquisa o que é necessário para a aprendizagem do aluno naquele momento e, através do circuito duplo de *feedback*, entre o aluno e o profissional, o aluno percebe um novo padrão de possibilidade. Tal comunicação requer uma sincronia e uma ligação de processos sensoriais e motores entre o aluno e o profissional, o que Moshe chamou de "dançando juntos".

Novamente, pode-se dizer que não existe professor, apenas alguém que está aprendendo e um contexto para o aprendizado, além de uma nova possibilidade de mudança proporcionada pelo profissional. Uma lição de Integração Funcional começa com o profissional criando o máximo de conforto e apoio para o aluno; assim, através do toque, pode se comunicar uma sensação de segurança. O aluno pode estar habitualmente resistente, tenso, ou impedindo o movimento de uma parte do corpo com outra parte. A compreensão de Feldenkrais sobre ações habituais levou-o a não se opor a estas atividades, mas a apoiá-las, atuando diretamente sobre elas. Feldenkrais descobriu que apoiar os movimentos costumeiros e viciados é mais eficiente do que contrariar a maneira do aluno organizar sua ação e seu corpo. Ao se sentir apoiado o aluno "abre mão" de suas resistências e encontra-se pronto para absorver novas informações e sensações. Nesta situação, a mínima sugestão de uma nova possibilidade de ação é suficiente para provocar um efeito profundo na capacidade motora do aluno.

Desta maneira, o problema de resistência é completamente evitado. No entanto, a delicadeza na abordagem deste processo depende de uma noção cibernética de como os seres humanos controlam a si mesmos. As descobertas de Feldenkrais nesta área foram, desde cedo, confirmadas por seus estudos no campo de cibernética, aliados ao seu trabalho em engenharia mecânica e física. De fato, sua abordagem em geral foi acompanhada por descobertas semelhantes de outros pioneiros nas áreas de educação somática e terapia. Seu conhecimento da importância da consciência, da sensibilidade e do aumento de *feedback* coincide com as descobertas de Elsa Gindler, enquanto o seu conhecimento da aprendizagem através do aumento da inibição do esforço inútil equiparou-se às descobertas de F. M. Alexander. Talvez o paralelo mais próximo na área de abordagem geral da comunicação humana e reabilitação seja o método terapêutico verbal de Milton Erickson. Erickson também se concentra na mudança dos padrões de comportamentos de seus clientes.

Apesar desta semelhança, ao se familiarizar com este livro você notará os aspectos únicos do Método Feldenkrais. Moshe enfatiza o fator cinestésico que é a sensação interna de nossa auto-organização. Você poderá se tornar consciente, ao explorar as lições, de que Moshe nos orienta a deixar de visualizar ou verbalizar o que fazemos, até que possamos perceber alguma sensação cinestésica no movimento ou na ação. A preocupação de Moshe com o fator cinestésico é baseada na observação, de si mesmo e dos outros, de que os sentidos proprioceptivos e o sentimento são fatores que recebem menos atenção e confiança em nossa cultura. Uma observação adicional é que mudanças profundas na percepção cinestésica, na sensação da auto-imagem, resultam em mudanças em todos os aspectos da auto-organização.

Um outro aspecto incomparável do trabalho de Moshe é sua insistência sobre a função. Neste sentido, a função é qualquer ação que se executa, como andar, ficar em pé, contorcer-se etc. A função é integrada em nosso ser, como um todo, quando a executamos, sem sofrer nenhuma auto-interferência. Ao explorar as lições você poderá se tornar muito mais consciente do movimento do seu corpo no espaço e do relacionamento das partes do corpo entre si, como por exemplo: a cabeça e a pélvis em relação à sua ação global. Na transcrição Moshe enfatizou alguns destes relacionamentos, que são a chave para a integração funcional de nós mesmos; porém, somente nossa própria experiência permitirá a compreensão clara de suas palavras. Não existe nenhuma aprendizagem possível, na visão de Feldenkrais, sem a sua execução, isto é, sem que as lições sejam feitas.

Finalmente, desejo enfatizar, leitores, que estas maravilhosas lições de movimento são o resultado de muitos anos de auto-observação e exploração de Moshe. Existe, nestas poucas lições apresentadas aqui, uma mina de ouro para ambos, o iniciante e o profissional experiente. Cada lição, que parece completa e adequadamente elaborada para a aprendizagem, levou horas de tentativa e erro para ser desenvolvida. Agora já é possível generalizar sobre como criar tal lição de movimento. Moshe, quando começou, possuía somente sua experiência do judô, o desejo de melhorar seus joelhos e sua mente inquisitiva. Sem orientação, sem um mentor, e com uma abertura imensa para sua própria experiência, ele fez inúmeras descobertas. Agora você possui a oportunidade de se beneficiar com elas. Desejo-lhe um enorme sucesso.

COMO USAR ESTE LIVRO

Para o iniciante no Método Feldenkrais, gostaria de apresentar algumas sugestões de como usar as lições de movimento, de modo a permitir a maior quantidade possível de mudanças na auto-organização.

Moshe possuía um ditado chinês favorito, que gostava de repetir:

> Eu ouço e esqueço.
> Eu vejo e me lembro.
> Eu faço e compreendo.

Posso apenas encorajar os leitores a se deitarem no chão e fazerem as lições. Algumas indicações básicas para executá-las são:

Primeiro, cada movimento deve ser feito com a maior facilidade, suavidade e conforto possíveis. O limite do seu movimento é o ponto no qual você começa a sentir tensão ou dor. Se levar o movimento até o ponto anterior ao limite, sua aprendizagem melhorará tremendamente. Então, descobrirá que pode aprender sem fazer quase nada. No entanto, precisa compreender a ação requerida cinestesicamente, isto é, através da sensação de si mesmo. Uma das lições deste livro procede quase totalmente através do pensamento cinestésico.

Segundo, você deve se mover devagar o suficiente para permitir que o córtex motor, a parte do cérebro que organiza a ação, capte a ação que está sendo executada. Quando o movimento é rápido, o modo automático de executá-lo, anteriormente organizado, é acionado. Neste caso, você deseja mudanças e estas só serão possíveis se diminuir a velocidade do movimento em cem ou duzentos por cento.

Terceiro, tudo o que você faz deve ser agradável se você quiser aprender e mudar. Quando você se cansa ou torna-se inquieto, é hora de parar. Se você está aproveitando, pode continuar até quando não desejar mais.

No processo de fazer e manter-se atento ao que faz, como Moshe indica, você poderá experimentar sensações e chegar à discernimentos que não lhe tenham ocorrido antes. Valorize estas experiências e lembre-se delas mais tarde. Assim, dessa maneira as mudanças ocorridas tornar-se-ão mais facilmente parte de sua vida cotidiana.

As lições neste manuscrito talvez não sejam fáceis de executar com o livro na mão. Uma solução possível é ler todas as indicações de Moshe e gravá-las numa fita, escutando-as no gravador enquanto pratica as lições. Certifique-se de que, ao gravar, você deixou tempo suficiente para a execução de cada movimento indicado. Cada lição dura de quarenta minutos a uma hora.

Uma lição pode ser interrompida freqüentemente, com comentários. Os comentários fazem parte das lições e você pode desejar gravá-los, para sentir o sabor de como Moshe integra o pensamento e a ação.

Você perceberá, pelas palavras de Moshe, que não existe especificamente uma maneira certa ou errada de executar uma lição. A lição é a sua oportunidade de explorar e descobrir o que é correto para você mesmo. Seu guia deve ser seu conforto, prazer e satisfação. Quando as coisas se tornarem difíceis, é hora de parar e descansar.

As indicações de Moshe são bem específicas. Quando ele indica que o movimento deve ser feito no lado direito, ele quer realmente dizer no lado direito. Se você fizer o movimento no lado esquerdo, poderá estragar o efeito da lição. A execução da lição é feita à sua própria maneira, de modo que você sinta bem-estar e conforto. Note que "levante o lado direito de sua pélvis" ou "coloque seu cotovelo esquerdo sobre sua cabeça" quer dizer exatamente isto. Se algo parecer desconfortável, pare e encontre uma maneira de fazer o que é indicado que seja fácil e possível, sem dificuldade. Em algumas instâncias você poderá executar somente no pensamento o que é indicado. Moshe sempre repetia em seus seminários: "Você pode até distender os seus músculos para chegar onde pensa que deve chegar. Claro que pode, mas vai pagar caro com a dor e o desconforto mais tarde". Em outras palavras, se você tratar a si mesmo com o respeito que merece, o benefício que conseguirá com a maior facilidade e habilidade para praticar as lições pode ir além de sua imaginação ou expectativa.

Ao seguir as indicações, você deve compreender que o ponto de referência que Moshe usa nos movimentos é sempre seu próprio corpo, e não o ambiente onde você está. Assim sendo, para cima significa na direção de sua cabeça, e para baixo, na direção dos seus pés. Se ele desejar que você vá em direção ao teto, ele indicará explicitamente.

Use este livro com cuidado e será surpreendido com os resultados. Depois de praticar as lições, você poderá explorá-las por si próprio e fazer suas próprias descobertas. Poderá, então, desejar explorar o livro novamente. Em cada nova exploração você se surpreenderá ao descobri-lo cada vez mais acessível ao seu discernimento. Uma das maiores belezas do trabalho de Moshe é a profundidade do material e a compreensão de sutilezas em suas palavras aparentemente simples. Existe muito mais dentro delas do que podemos imaginar.

Carl Ginsburg

PALESTRA INTRODUTÓRIA:
DESCOBRINDO PEQUENAS DIFERENÇAS

Geralmente, é muito difícil superar as primeiras dificuldades. Especialmente depois de uma refeição, acredito que fazer este trabalho em tal condição é prejudicial. Talvez vocês não concordem, mas posso lhes assegurar que já vivi o suficiente para saber que pagamos caro mais tarde, devido a estas extravagâncias. Por acaso, já viram alguém cantar bem depois de comer? Não, então, eu normalmente não como antes de ensinar, pois descobri que quando como e depois discurso, e mais tarde escuto a gravação, acredito que não deveria tê-la feito. Quando você come e depois faz este trabalho, torna-se difícil discernir diferenças sutis. E se não é possível determinar estas pequenas diferenças, o trabalho torna-se complicado. Você perceberá que para determinar pequenas diferenças precisamos ter livre escolha. Porém, vamos primeiro perguntar: o que é uma pequena diferença e como podemos percebê-la?

Alguém que não é músico e não consegue distinguir pequenas diferenças poderia determinar quem melhor toca os concertos para violino de Beethoven entre Menuhin, Oistrach e Heifetz? Bem, eu não sou músico e nunca estudei música em minha juventude, mas tenho um amigo que é um grande músico, famoso no mundo inteiro, o maestro Igor Markevich. Dava um mês de aula a cada ano, no seu curso internacional para maestros de orquestras em Salzburg e Monte Carlo. Fiz isso durante quatorze anos. Na casa dele escutávamos gravações destes grandes violinistas e ele tentava fazer com que eu percebesse qual era o melhor. Se alguém como Szegetti escutasse, poderia determinar diferenças enormes entre os três. No entanto, de que modo vocês ou eu poderíamos distinguir o que para nós seriam pequenas diferenças? Não é tão importante decidir quem é o melhor violinista. Depois de passar uma noite inteira com Markevich, escutando as três gravações, muitas vezes descobri que o melhor técnico é Heifetz; ele possui a maior fluidez e seu trabalho é perfeito. Porém, o grande músico é Oistrach.

Vamos observar por um momento o que trouxe a humanidade ao estágio em que podemos distinguir diferenças pequenas, mas significantes. Não é um estado muito impressionante, mas é melhor que o estágio primitivo de dez mil anos atrás, quando o ser humano não lia, nem escrevia. Não é que escrever ou ler seja tão importante. Porém, a linguagem primitiva era pobre e isto significa que o cérebro humano era subdesenvolvido. Os seres primitivos distinguiam somente grandes diferenças. Podiam dizer "peixe" e "trovão", mas eles não tinham como expressar as mínimas diferenças. O que permitiu que a humanidade chegasse ao estado presente foi, claramente, a hereditariedade genética da espécie humana. Possuímos um cérebro diferente de todos os cérebros do mundo animal. Não entraremos em detalhes, mas o cérebro humano cresce cinco vezes o seu tamanho, desde o nascimento. O cérebro humano quando do nascimento pesa 350 gramas, quase o mesmo peso do cérebro de um chimpanzé ou um gorila. Porém, no fim de sua vida, o cérebro do macaco pesará somente 450 gramas. O cérebro humano cresce numa velocidade extraordinária, passando de 350 gramas ao nascer para 1.500 gramas quando adulto.

Nascemos com pouquíssimos reflexos e instintos. Os instintos da espécie humana são quase inexistentes. Nenhum ser humano pode determinar, pelo paladar, se uma planta é venenosa. Não sabemos se a água que bebemos nos é prejudicial. Podemos respirar o ar que está nos matando e não sentimos. Então, o que pode o ser humano distinguir tão bem quanto outros seres do mundo animal que sabem comer capim quando estão com prisão de ventre? Que tipos de instintos possuem os seres humanos? Os seres humanos podem ter filhos e odiá-los. Muitos seres humanos precisam aprender a amar seus filhos. É inacreditável. Se observarem os instintos, descobrirão que são escassos, insignificantes. Porém, os seres humanos possuem algo que é uma forma de aprendizagem diferente. As espécies animais sabem o que precisam fazer e como vão viver. Um castor sabe como construir sua casa sem ter que aprender a fazê-la. Isto não é totalmente verdade, pois os animais também necessitam aprender, mas muito menos que os seres humanos. Todas as mães ensinam seus filhotes: as patas ensinam os patinhos a nadar, as galinhas ensinam os pintinhos a catar minhocas. A aprendizagem é essencial. Porém, o grau de aprendizagem necessário para o desenvolvimento do ser humano é muito maior. Em comparação com outros animais, não possuímos instinto algum — somente a capacidade de aprender.

Se nos observarmos uns aos outros: o que nos torna sociáveis e nos capacita a nos comunicarmos? Se nos amamos, odiamos, lutamos uns contra os outros ou nos unimos, estamos agindo a partir daquilo que aprendemos. Não existe nada que distingue uma pessoa da outra, a não ser a aprendizagem adquirida. Por exemplo, não podemos considerar uma pessoa mais importante que outra por ela ser cinco centímetros mais alta, por ser clara, ou por ser morena. Porém, o que ela sabe fazer, como ela sabe falar, faz diferença. Um homem não fala como um cão ladra. Um cão chinês pode entender um cão brasileiro muito bem e, ao sentir o cheiro da urina do outro, perceberá uma informação específica. Porém, se eu urinar num poste elétrico e um homem chinês cheirar, ele não perceberá nada específico, a não ser o mau cheiro (risadas). Falamos uns com os outros, mas não com um chinês. Por quê? O chinês aprendeu algo diferente. Socialmente, a aprendizagem é o fator mais importante. Aprendemos a escrever, nenhum outro animal pode escrever. Existem aproximadamente três mil línguas no mundo, e todas são escritas em alfabetos diferentes e de maneiras diferentes. E cada grupo aprende uma língua específica. Isto não acontece com nenhum outro animal, nem com formigas, pássaros, peixes, patos, mosquitos, vírus ou bactérias.

E o mesmo acontece no andar. Os seres humanos andam de modo similar, mas há diferenças no andar, porque este é um ato aprendido. Os animais andam instintivamente. Dez gatos pretos caminham de forma tão parecida que não podemos distingui-los um do outro. Porém, se observarmos dez pessoas diferentes, incluindo seu pai e seu irmão, independente de como estão vestidos, você reconheceria o caminhar do seu pai e do seu irmão até se estivessem vestidos *exatamente* iguais. Como isso acontece? É simplesmente porque nenhum de nós possui o porte ou o andar idênticos. Podemos distinguir as pessoas tanto pelo porte como pela impressão digital. Nunca duas pessoas caminham da mesma forma; porém, todos os leões caminham identicamente, todas as cobras rastejam do mesmo modo. São tão parecidos que se não somos muito familiarizados com eles e não os estudamos e observamos, não podemos perceber nenhuma diferença. Porém, nos seres humanos a diferença é o fator mais importante. Por que existem tantas diferenças? Como é que entre três bilhões de habitantes podemos distinguir cada um deles por seu porte, ao avistá-los somente uma vez?

Então, caminhar, escrever e falar são atividades similares, pois cada pessoa possui sua própria maneira de executá-las. Se observamos dez cães, por exemplo, ao escutarmos o seu latido não poderíamos distinguir as suas respectivas espécies; seria muito difícil detectar a diferença, pois o latir dos cães é um reflexo instintivo. Assim sendo, o latido de todos os cães é parecido. Nosso latido é muito diferente. Também é muito individual o cantar e o pensar. Nem sequer duas pessoas pensam da mesma forma, pois aprenderam a pensar através da linguagem. Assim, muito poucas pessoas pensam por si mesmas. Isto é outra coisa que devemos aprender. Muitas pessoas aprendem matemática, mas para alguém ser um matemático é preciso pensar matemática por si mesmo. É raríssimo encontrar uma pessoa que estuda matemática e é um matemático neste sentido. Assim, podemos ver que as coisas importantes para a espécie humana são aprendidas.

Então, se a aprendizagem é tão importante, o que é aprender? A maioria das pessoas preocupa-se somente com a aprendizagem escolar ou acadêmica, que é uma aprendizagem de importância relativamente pequena. A aprendizagem acadêmica é uma questão de escolha, uma escolha que podemos ou não fazer. Pode-se, por exemplo, aprender química, mas certamente pode-se fazer outra opção. E isto é de pouca conseqüência para a humanidade em geral. O importante para cada um de nós não seria certamente a aprendizagem escolar. Muitos de nós nunca cursaram a universidade. Muitos aprenderam na universidade e não são melhores que as pessoas que não se formaram. Às vezes são piores. Então, o que é aprender? Qual é a aprendizagem importante?

Seria, claramente, um tipo de aprendizagem importante que todos sabemos. O que as crianças aprendem antes da idade de dois anos é importante para o resto de suas vidas. Claro que esta aprendizagem não depende somente da criança ou da sua hereditariedade (a forma herdada das espirais duplas do DNA), mas de ela ser um ser humano, numa sociedade humana. A parte herdada, o que nos faz um animal humano, deve ser cultivada, qualificada pela aprendizagem para nos tornarmos seres humanos. E esta aprendizagem inclui nossa aprendizagem pessoal de todas as gerações anteriores. Assim, nossa aprendizagem é de grande conseqüência, porque tudo o que é importante para nós como seres humanos que vivemos numa sociedade humana, conseguimos pela aprendizagem. Ninguém pode cantar as músicas de Shubert, ou qualquer outra coisa sem uma aprendizagem prolongada. Mas qualquer passarinho pode cantar sem ter aprendido, e não podemos ensinar-lhe nenhuma outra canção.

Então, o que torna a aprendizagem tão importante para nós? Através dos anos eu encontrei mais ou menos umas quarenta definições da palavra aprendizagem, e todas elas indicam o tipo de aprendizagem que encontramos relacionado com o ser adulto, o que eu chamo de aprendizagem escolar ou acadêmica. Claro que podemos decorar a lista telefônica inteira, aprender palavras cruzadas, ou a jogar xadrez. Podemos aprender para nos tornarmos médicos, políticos, economistas, gênios financeiros ou contadores. Podemos aprender milhares de coisas. E nenhuma delas é universalmente importante para todos nós. Indiretamente, claro, elas são importantes, no que diz respeito à organização social. Porém, individualmente, não são importantes. Que tipo de aprendizagem *é* importante? É realmente incrível que, se observarmos bem, descobriremos que a aprendizagem que nos habilita a fazer o que já *sabemos* fazer, de uma maneira diferente, ou três maneiras diferentes, é a aprendizagem importante. Quando vemos a aprendizagem por este ângulo, descobrimos que um mundo de coisas importantes se abre para nós.

Assim, o que quero dizer com aprender a fazer algo de duas maneiras diferentes? Se você aprende a falar, aprende de uma maneira — "a maneira certa". A maneira correta é dizer "eu te amo". Mas podemos dizer "eu te amo" sussurrando, ou muito alto, ou estridentemente. Existem várias maneiras de dizer "eu te amo", e cada maneira é diferente. Cada maneira causará um efeito diferente na pessoa com quem você fala. Assim, para tudo o que fazemos, falar, escrever, cantar, se não podemos fazer pelo menos de duas maneiras diferentes, não temos livre escolha. Portanto, a aprendizagem importante é aquela que nos permite fazer aquilo que já *sabemos* fazer de uma maneira nova. Quanto mais maneiras possuímos de fazer o que sabemos, maior a liberdade de escolha. E quanto maior sua liberdade de escolha, maior será a nossa capacidade humana. Senão seríamos iguais a um computador que pode fazer coisas brilhantes, mas de uma única maneira. É o caso também com todos os animais inferiores, bactérias, vírus etc. Eles agem da maneira herdada e pronto, acabou — nada mais.

O que significa livre escolha? Voltaremos à questão de quem é melhor: Oistrach, Menuhin ou Heifetz? A escolha seria difícil para a maioria das pessoas porque não são capazes de distinguir pequenas diferenças. Se Oistrach e eu tocássemos o violino, facilmente alguém poderia determinar que eu não toco nada. Quando a diferença é grande, não existe dificuldade em escolher. Porém, quando precisamos fazer escolhas que são importantes para nós como seres humanos, então precisamos ter sensibilidade e ser capazes de discernir pequenas diferenças. Para fazer isso precisamos melhorar e aumentar nossa sensibilidade. Assim sendo, como aumentamos nossa sensibilidade?

Aqui está o segredo. Você não pode aumentar sua sensibilidade sem diminuir o esforço. Primeiro alguns exemplos idiotas: se você olhar para o sol, você não poderá distinguir se existe uma lâmpada acesa ao seu lado. Ou você poderia olhar para o sol e perceber que uma tocha está acesa atrás de você? A sensibilidade torna-se *muito pequena* quando o estímulo é enorme. No caso do sol, para se perceber um aumento da luz, só seria possível se o sol explodisse. Ou se você fosse à rua durante o dia e a luz do poste estivesse acesa, você não perceberia. O estímulo sendo grande nada acontece, podemos discernir somente diferenças maiores do que ele. Assim sendo, a escolha não é uma livre escolha — não é uma escolha humana.

Vejam outros exemplos: Perto de um avião com as turbinas acionadas, se alguém soar um gongo, não é possível ouvi-lo, a não ser que se esteja perto do gongo. Para falar com alguém, seria preciso aproximar-se da pessoa e gritar no seu ouvido. Se eu carregasse um piano e um passarinho defecasse em cima dele, eu não perceberia, não sentiria a diferença. Se alguém limpasse o piano, eu também não perceberia. Porque, comparando o grande esforço necessário para carregar um piano, o aumento do peso seria insignificante. Que tipo de cocô me faria perceber uma diferença? Talvez o de um elefante (risadas).

Posso contar uma estória engraçada. E não é sobre cocô de elefante, embora vocês devam saber que Fritz Perls distinguia claramente entre cocô de galinha, cocô de boi e cocô de elefante: vocês podem ver que a diferença é enorme, mas não é uma escolha humana (risadas). Logo após o meu livro *Body and Mature Behavior* ser publicado, uma pessoa em Londres pensou que eu conhecia Heinrich Jacoby porque havia aprendido com Jacoby algumas coisas que encontrou no meu livro. Porém, eu não sabia da existência de Jacoby. Ele não acreditou e disse: "É impossível. Precisam se conhecer". Ele escreveu para Jacoby e enviou-lhe meu livro. Um ano e meio depois tirei férias e fui visitar Jacoby. Pensei que seria interessante nos conhecermos. Alguém aqui sabe quem é Jacoby? Ele é um mestre muito importante. Já é falecido, porém ficamos grandes amigos depois daquele encontro. E nos encontramos muitas outras vezes. O que queria dizer a vocês é o que ele me ensinou que eu ensinei a ele: algo muito engraçado. Tem a ver com sensibilidade e com o que estamos fazendo agora.

Em toda minha vida nunca tive um bom ouvido. Não podia cantar uma nota sequer. Até o Hino Nacional eu só cantava quando uma multidão cantava alto. Eu usava a metade da minha voz e conseguia terminar o hino. Na casa em que me criei e naquela parte da Rússia não havia música. Os russos são músicos e aprendem música, mas uma família judia — é uma longa estória (risadas). A primeira vez que assobiei uma musiquinha fui repreendido por me comportar como um gentio * (risadas). Um judeu deve sempre fazer coisas que desenvolvem sua inteligência, mas não assobiar como um gentio. Claro que um menino de quatro ou cinco anos que é repreendido por seu pai duas ou três vezes quando assobia uma musiquinha que aprendeu, só pode ter um ouvido não desenvolvido pelo resto da vida. Sempre quis melhorar meu ouvido, mas aconteceu que foi Jacoby que me forneceu o que eu precisava para fazer isso. Ele

---

* Indivíduo que é pagão. (N.T.)

fez isso de uma maneira engraçada. Para começar, ele disse: "Veja, ali está um piano Bechstein, você pode tocar alguma coisa?"

Eu disse: "Não sei tocar piano".

Ele disse: "Foi por isso que pedi para você tocar".

Achei engraçado e disse: "Se eu não sei tocar piano, como posso tocá-lo?"

"Bem, toque! Você conhece alguma melodia? Qualquer uma". Agora, como um homem que não pode nem cantar um hino consegue tocar uma melodia?

Ele disse: "Tente se lembrar de qualquer coisa de sua vida, você não se lembra de nada?" Então, repentinamente, me lembrei de algo engraçado, (canta algumas linhas), algo que Rovina cantava nos Cânticos de Salomão (*Canção das Canções*): você é bela, minha amada esposa, ou algo parecido. Consegui produzir as poucas notas com a voz fraca, mas sem desafinar. Muito melhor do que agora.

Seja como for, ele disse: "Toque esta, é uma bela melodia".

Eu disse: "Como posso tocá-la?"

"Experimente". Sentei ao piano e comecei a bater nas teclas. Qualquer tecla que batia — do, ré, mi, fá, sol, lá, si — nenhuma dava certo, não saiu nada (risada)! Batia aqui, batia ali, e ele escutava pacientemente. A propósito, devo dizer que Jacoby foi o primeiro músico que trabalhou com Delcrosse, o homem que desenvolveu Euritimia. Alguém aqui já fez Euritimia? Depois ele foi diretor da ópera de Estrasburgo. Ele escutou, escutou e depois que eu havia batido algum tempo ele percebeu que não iria sair nada e eu me senti completamente idiota.

Ele me disse, então: "Este é um Bechstein. É um bom piano. O que ele fez para você? Por que você o está agredindo? Por que você bate nele assim?" Senti-me envergonhado e me dei conta de que estava batendo nas teclas com tanta força que fazia um barulho enorme.

Então ele disse: "Você escreveu em seu livro *Body and Mature Behavior* que, de acordo com a Lei Weber-Fechner, o estímulo e a reação ao estímulo seguem uma lei logarítmica. Assim sendo, para distinguir a diferença entre sons altos, precisamos criar uma diferença muito grande entre eles". Eu, por qualquer razão, não entendi. Eu mesmo escrevi que se desejamos ter sensibilidade, precisamos diminuir o esforço ou o estímulo inicial; do contrário, não podemos distinguir a diferença. Se o estímulo inicial é grande, será preciso uma tremenda diferença entre este e o outro estímulo a ser comparado para percebermos a distinção. De fato, nossos trabalhos são feitos deitados no solo, para que não tenham nada a fazer, os músculos não estão sendo usados e podem perceber pequenas diferenças. Nesta situação, vocês poderão descobrir que o que fazem pode ser feito de uma maneira melhor.

Aconteceu, estranhamente, que quando comecei a tocar as teclas suavemente, produzindo sons bem baixos, que eu mal escutava, e cantava a melodia comigo mesmo, demorei apenas alguns minutos para descobrir e tocar a melodia no piano. E eu nunca havia tocado nada antes. Não tinha a mínima idéia de como fazer isso. Fiquei muito surpreso. Existem professores que valem seu peso em diamantes. Eles sabem coisas que nós não sabemos como eles sabem. Enquanto eu procurava a melodia e a tocava, ele gravou minha *performance*, primeiro batendo nas teclas, depois diminuindo o esforço, experimentando até encontrar a melodia. Uma vez que encontrei a melodia, como tenho boa memória visual, toquei-a rapidamente. Todo esse maldito episódio foi gravado. Assim, aprendi uma coisa que até hoje me lembro depois de trinta e cinco anos. Jacoby me fez escutar a gravação. Quando escutei, notei a força com que batia e nada saía, e gradualmente algo começou a dar certo; fiquei admirado. Enquanto procurava a melodia, criei uma música extraordinária. Então, ele me fez perceber que uma vez que havia aprendido a melodia, podia tocá-la rapidamente e aumentar a velocidade. Quando escutei a gravação, descobri com meu ouvido não desenvolvido que toquei de uma maneira que nenhum músico profissional se envergonharia de tocar.

Jacoby disse: "Isto é música verdadeira, nenhum músico pode tocá-la melhor. Eu não poderia tocar melhor que você porque foi sua descoberta e foi uma música maravilhosa. Agora, ouça o que você fez depois — veja no fim, quando você repetiu a melodia".

Então, o importante na aprendizagem é *o que* você faz, mas *como* você faz. Isto parece uma loucura. No entanto, se você tocar uma música, não importa se você toca Bach, Gershwin, Shostakovich ou Bartok, o importante é como você toca estas músicas. Se você escrever um romance, a importância não está em sobre o que você vai escrever. Pode ser sobre um triângulo amoroso. Existem uns dez milhões de romances deste tipo. No entanto, é *como* ele é escrito que faz um Proust, um Tolstoy, ou distingue os romances vulgares que se lê e se joga fora. É *como* se escreve que é importante. Não é o quadro que se pinta. Você pode pintar um pinico num hospital, ou uma cadeira como fez Van Gogh, ou o traseiro de uma mulher. Existem milhares de traseiros pintados por aí afora (risadas). Embora pouquíssimos sejam como os de Titian. Existem milhares de seios femininos pintados, mas alguns são quadros memoráveis para o mundo todo. Depende de *como* você pinta, e não *o que* você pinta. Você pode pintar um esquilo como Durer. Não é difícil pintar um esquilo. Porém, observe aquele esquilo e notará que é o esquilo mais equilibrado que você conhece (risadas).

Bem, vamos retroceder um pouco. Como vocês não escreveram o que eu falei, vocês podem me dizer o que foi que eu falei? Podem recordar por um minuto as etapas? O que é aprendizagem? O que vocês precisam para ter uma livre escolha? Podem se lembrar ou não? Pensem nisto um momento. E vocês sabem que não é um desafio. Vou dizer-lhes sobre o que falei. Se eu desafiar vocês, nada chegará ao seu pensamento. Assim é feito nas escolas, onde existe um idiota que diz " Eu sei" e os outros não sabem, justamente porque foram desafiados. Então, como nos desenvolvemos, criamos coragem e temos a segurança e a habilidade de pensar? Agora, tentem se lembrar o que foi dito. E também não tentem; experimentem só para ver se vocês se lembram das coisas que mais chamaram sua atenção — talvez algo que vocês não gostaram. Podem? Também não importa se não puderem. Não pensem muito. Agora pensem em algo que vocês gostaram. Podem se lembrar de alguma das estórias que eu contei? Se vocês não puderem, eu posso repetir tudo o que eu falei (risadas). Vou repetir para que vocês saibam.

Vocês descobrirão que até as coisas que vocês escreveram são em vão, pois enquanto escreviam vocês não estavam prestando atenção e não sabem sobre o que eu falei, a não ser que leiam as anotações. Quando vocês lerem, notarão que escreveram enquanto eu falava, o que anotaram só tinha sentido enquanto eu falava. Mais tarde vocês não saberão bem ao certo o que anotaram. Então vocês descobrirão que aprendizagem significa ter pelo menos uma outra maneira de fazer a mesma coisa. Agora, digo que vocês não entenderão o que eu estou falando a não ser que façam a sua própria *experiência*. Quero dizer, experimentem com algo que já sabem e aprendam a fazer isso de uma outra maneira. Nós iremos fazer isso neste grupo de trabalho e vocês ficarão tão profundamente admirados que se conservarão silenciosos. Vocês não dirão uma só palavra. Pois será uma descoberta verdadeira, tal qual eu descobri como tocar a melodia, embora nunca na minha vida tivesse tocado piano e não soubesse como fazê-lo. Nós iremos aprender a fazer as coisas que vocês já sabem fazer, mas de uma nova maneira, para que tenham livre escolha. Sem a livre escolha, não possuímos dignidade humana.

As pessoas que não possuem livre escolha não respeitam a si mesmas e sentem-se inferiores às outras pessoas e a si mesmas! Agora, para se ter livre escolha é preciso perceber uma diferença significativa. Para se perceber uma diferença significativa, não se pode aumentar o estímulo, mas pode-se aumentar a sensibilidade. E desde que a sensibilidade aumenta somente quando o estímulo é diminuído, é necessário, então, reduzir o esforço. Assim sendo, qualquer coisa que se aprende com dificuldade, com dor e esforço torna-se inútil; vocês nunca aproveitarão essa aprendizagem na vida. É por isso que as pessoas vão à escola e não se lembram de nada do que aprenderam. Pois aprenderam forçadas, às vezes com violência, e de maneiras em que era necessário fazer um grande esforço, muitas vezes sentiam-se envergonhadas e com grande esforço competiam umas com as outras, às vezes até decorando. Isto não é aprendizagem. É exercício. Nestas condições, só podem fazer uma única coisa: repetir o que estão fazendo até satisfazer o professor. Acabam sempre demonstrando a reação desejada pelo professor — do contrário não passam. Repetições e exercícios são coisas mecânicas, nunca se aprende coisa alguma. O melhor que fazem é familiarizar-se com uma única maneira de reagir. Deste modo, perde-se a capacidade de melhorar.

Podemos ver isso na América do Norte com o *jogging* (teste de Cooper). As pessoas correm e correm, e aposto que com todos estes corredores na América não aumentará o número de americanos a ganhar medalhas de ouro nas corridas olímpicas. Estes corredores exercitam-se, mas não aprendem a correr. Se estivéssemos aprendendo com exercícios, poderíamos estar aprendendo aritmética dizendo cinqüenta vezes: quatro vezes cinco são vinte. Por que não fazemos este tipo de exercício? Porque quando aprendemos isto sabemos que pode-se conseguir este resultado, 20, de cem maneiras diferentes.

Se observarmos as crianças quando aprendem, veremos que estas coisas são muito significantes para elas. Se perguntarmos a um menino que está aprendendo a somar pela primeira vez: "Quanto são quatro mais seis?"

Ele responderá: "Nove".

Você diz: "Nove? Você não sabe quanto são quatro mais seis?" Ele diz: "Não pode ser dez, pois cinco mais cinco são dez". Não vemos que dez já está ocupado com cinco mais cinco (risadas). Nós conhecemos dez em pelo menos um milhão de maneiras diferentes. Podemos conseguir dez em adição, subtração, divisão e multiplicação de centenas de números diferentes. Aprendemos assim e isto torna-se irrefutável. Até quando ficarmos caducos saberemos isto. Esta é a maneira de se aprender, não a repetição. Não é difícil, nem precisamos escrever isto para nos lembrar.

Para aumentar sua sensibilidade, você precisa diminuir o esforço. Como reduzimos o esforço? Estamos tão acostumados a fazer esforço, pois durante a batalha para sermos qualificados, para sermos considerados como todo mundo, precisamos não somente competir uns com os outros, mas também precisamos desafiar a nós próprios. Fazemos um grande esforço na escola. Aqueles que não se esforçam são considerados imprestáveis. Eles se consideram péssimos por muitos anos, mesmo que sejam inteligentes. Acredito que todos nós somos mais espertos do que parecemos (risadas). Não é piada. Veremos como a maioria de vocês pode aprender muito mais rápido do que vocês acham que conseguem. Não são tão idiotas como vocês se achavam na escola.

Como se reduz o esforço? O que precisamos fazer? Nossos pais e nossos professores dizem: "Você vai ser alguém se você se esforçar, depende de você, olhe como as outras crianças se esforçam. Elas sentam-se e fazem seus trabalhos como bons alunos — e você é um fracasso. Eu pago seus estudos, trabalho e ainda ensino você, e o que ganho em troca? Você não se esforça". Portanto, a não ser que nos esforcemos, não merecemos aprender coisa alguma ou não seremos capazes de fazer coisa alguma. Nos acostumamos tanto a isto que fazemos esforços, mesmo quando não é necessário. Fazemos esforços que não melhoram nossa aprendizagem; eles só melhoram nossa habilidade de sofrer e gastar energia futilmente. Observem a dor, a inconveniência e o mal que isso causa. O que fazemos então?

Esforço — Estou falando livremente, mas veremos que cada uma destas coisas não pode ser explicada com palavras, embora entendam um pouco do que quero dizer. Somente quando aprenderem no seu próprio corpo vocês verão que para fazerem uma escolha mais ampla, vocês precisam aumentar a sensibilidade e reduzir o esforço. Não se pode reduzir o esforço sem se melhorar a organização própria. Agora, o que quer dizer "melhorar a organização própria?" Que tipo de organização é essa?

Ah!, acabei de lembrar que o que eu fiz agora é a pior coisa que um professor poderia fazer. Eu exigi sua atenção a ponto de levar um de vocês a bocejar. E como esta pessoa não é mais boba do que você ou eu, eu lhes asseguro que dentro de poucos minutos todos vocês estarão bocejando, porque a atenção já está cansada. Então, se eu continuar, vou aumentar os seus esforços, pressioná-los e limitar a aprendizagem. Então vocês dirão: "Oh, sim, eu não me lembro do que ele disse, mas ele é bastante interessante só isso (risadas)".

Bem, eu serei interessante se depois vocês forem contar aos seus amados ou a suas esposas: "Olhe, ele falou algo sobre aprender o que eu já sei de uma maneira diferente, para que eu tenha uma livre escolha. Para isso, eu preciso saber distinguir pequenas diferenças. E a diferença precisa ser significativa. Porém, posso distinguir pequenas diferenças, somente se não aumentar o estímulo e reduzir

37

o esforço. Para fazer isso preciso melhorar minha organização. E depois ele terminou". Vocês poderiam repetir o que falei hoje? Vejam que cada um de vocês pode; até aqueles que não gravaram ou não anotaram. Isto eu considero um exemplo de boa aprendizagem, e não de bom ensinamento, boa aprendizagem. Porque a coisa mais importante é que vocês aprendam. E se um professor não pode fazer com que os alunos *aprendam*, na minha maneira de ver, ele não é professor. Acredito que sou um bom professor (aplausos). E um bom professor precisa saber quando deve calar a boca (risadas). Muito obrigado.

LIÇÃO UM

ROTAÇÃO NO CHÃO

Fiquem em pé, com seus pés separados numa distância igual à distância entre um ombro e outro. Relaxem os joelhos. Comecem a colocar a mão direita, com a palma para baixo, no chão, na frente e um pouco à esquerda do pé direito. Com os pés imóveis, dobrando os joelhos e fazendo uma pequena rotação para a esquerda, toquem o chão com a mão e fiquem em pé novamente. Repitam algumas vezes, até que o movimento se torne familiar. Enquanto fazem o movimento, observem a trajetória da pélvis toda vez que vocês tocam o solo e retornam.

Agora imaginem, se vocês permitissem que a sua pélvis continuasse na mesma trajetória, passando o ponto onde se encontra sua mão, o que aconteceria com os joelhos no espaço? O que o seu corpo faria e onde se colocaria a sua pélvis, conseqüentemente? O movimento precisa ser contínuo, sem que o corpo pare ou se reorganize. Experimentem, depois que tocarem a mão no chão, deixem a mão neste ponto e os pés no mesmo lugar em que se encontram; porém, permitam que os pés façam uma rotação, enquanto continuam a trajetória da pélvis. Vocês descobrirão que, ao continuar a rotação da pélvis até o ponto em que ela toque o solo, vocês estarão sentados com as pernas uma na frente da outra e voltados para a direção oposta à qual vocês se encontravam quando começaram o movimento. Agora fiquem em pé novamente, acompanhando a mesma trajetória com a mão direita no mesmo lugar no chão em que estava quando se apoiaram nela para se sentarem. O movimento deve delinear uma ação espiral para cima, e a pélvis acompanhará a mesma trajetória. Observem qual a perna que acaba na frente da outra, cada vez que vocês se sentam desta maneira. Depois que vocês conseguirem executar um movimento contínuo para cima e para baixo, experimentem o mesmo movimento no outro lado, colocando a mão esquerda no chão desta vez. Pensem devagar algumas vezes sobre o que vocês precisam fazer antes de começar.

[Neste momento, a gravação continua, enquanto Moshe explora mais a lição.]

Decidam em que direção vocês querem levantar e coloquem suas pernas de maneira a poderem fazer o movimento na direção desejada. Vocês verão que a direção para a qual vocês fazem a rotação indica qual a mão e a perna que devem ajudar e como as pernas devem ser colocadas. Maravilhoso? Podem ver? Vocês não precisam nem rolar. Desde que vocês pensem na sua pélvis, não importa qual a perna ou o braço que vocês usam. Sua perna e a pélvis formam uma curva contínua no movimento. E observem, suas pernas e braços se organizarão tão perfeitamente quanto possível; no entanto, alguns professores insistiriam quando e qual perna ou mão seriam usados. Vocês podem fazer o movimento de maneira adequada, e esta idéia organiza cada cérebro e cada corpo. Agora, por favor, levantem-se. Isto é mais difícil. Decidam qual mão vocês colocarão no chão; isto determinará para que lado vocês farão a rotação ao se sentarem. Vocês não têm que decidir qual a direção da rotação; os próprios membros inferiores lembram-se qual a direção da trajetória, como se sentar e exatamente o que fazer. Em outras palavras, vocês descobrirão que sua habilidade de aprender é cem vezes maior do que vocês poderiam aprender através de exercícios. Logo que vocês sentirem, perceberem, agirem e pensarem tudo ao mesmo tempo, vocês descobrirão que em dez minutos poderão aprender até cem por cento. Geralmente, na minha definição de aprendizagem, quanto mais velha e mais sábia a pessoa é, mais rápido ela aprenderá. E não tem nada a ver com o fato de a pessoa ter artrite, problemas de coração, ou qualquer dificuldade.

Agora, experimentem vocês mesmos por um minuto qualquer coisa que queiram, para ver que melhoras vocês podem fazer no seu movimento. Enquanto vocês fazem isso, levantem sua cabeça, olhem para o teto e enrijeçam o pescoço. Observem o que acontece com vocês e o que acontece com a sua respiração. Vocês executam a forma do movimento, mas isto não tem sentido. Obviamente antes, sem vocês saberem, vocês usaram a cabeça melhor do que agora; mas ao se levantarem devem ser capazes de ver o teto. Então, como vocês organizariam levantar-se e olhar para o teto apropriadamente? Provavelmente pela própria percepção do que é adequado, depois da experiência. Façam a mesma coisa, mas desta vez olhem para o seu sexo enquanto se levantam. Façam novamente o movimento e, ao fazê-lo, olhem para as pessoas. Isto significa do seu sexo para o teto, do teto para o seu sexo.

[Uma pessoa, que tem dores nas costas, pára e senta-se com as pernas cruzadas e os joelhos longe do chão. Moshe comenta.]

Você não pode fazê-lo. Então eu digo que se você o fizer apropriadamente, suas costas melhorarão, desde que você não o faça como um exercício. Prossiga o mais devagar possível, descobrindo por que e onde você usa as costas de uma maneira inadequada. Você não precisa levantar-se, livre-se da idéia de se levantar. Suas pernas não estão abertas. Você sabe por que elas não estão abertas? Eu gostaria de ver e descobrir o quanto uma integração funcional seria significativa; a tal ponto que ninguém no mundo faria o movimento melhor do que você agora. Aqui está uma pessoa que foi a primeira a levantar-se; no entanto, ela tem sentido dores nas costas nas últimas seis semanas. Se tirássemos uma radiografia, notaríamos que existe um estreitamento dos espaços entre os discos, e que lhe recomendariam um colete ou, se piorasse, uma cirurgia. Agora, olhem para os joelhos dela. E olhem para os joelhos dele. Podem ver a distância que se encontram do chão? Por que acontece isso? Agora observem. [Moshe pediu que o homem curvasse as costas e aproximasse os joelhos.] Olhem os joelhos dele subirem. Assim sendo, não são os joelhos e sim a coluna lombar. Agora vamos ver o que aconteceu com a coluna lombar. Não tente mudá-la. Sua coluna lombar está doendo porque você é um homem de sorte. A dor está indicando que se você fizesse mais alguns movimentos inapropriados, poderia criar um horrível problema na sua espinha, de tal modo que você não poderia esticar as pernas e sofreria uma paralisia. Somos construídos de tal forma que a dor aparece primeiro, para nos dar um sinal. Toda a estrutura do cérebro, da medula espinhal e da espinha em seu todo é de tal maneira que os nervos sensoriais estão do lado de fora e a parte motora está dentro das vértebras. Entre cada vértebra, as raízes motoras e sensoriais unem-se e formam o nervo. A dor causa a inibição das raízes motoras de tal forma que você não pode fazer o movimento dolorido, e com isto evita a danificação da parte motora do nervo. Se fosse o inverso, você teria primeiro a paralisia e depois a dor. A dor indica a maneira de melhorar, para que você possa eliminá-la para o resto da vida.

Então, o que você precisa aprender? Sente-se com suas pernas cruzadas uma na frente da outra, coloque suas mãos no chão, atrás da pélvis e apóie-se nelas. Levante os joelhos suavemente, aproximando-os, umas dez vezes. Levante-os e deixe-os cair. Não tente afastá-los. Agora faça um movimento menor, mais rápido, assim: pap... pap... pap...; faça uns trinta movimentos desses. Agora observe a sua respiração.

Uns trinta movimentos mais ou menos, até que se torne monótono e você interfira cada vez menos, com a intenção de fazê-lo. Agora, devagar, aproxime e distancie os pés de seu corpo. Suavemente, faça apenas um movimento agradável. Os joelhos estão mais abertos do que antes? Um pouquinho; assim sendo, veja se é mais fácil mover o corpo para a frente e para trás. Agora troque: com as pernas cruzadas aproxime os joelhos um do outro novamente, levantando-os. Agora devagar estique as pernas e depois devagarzinho aproxime os pés para perto de você, como antes. Você pode ajudar com as mãos, colocando-as no chão atrás da pélvis. Observe que sua pélvis faz uma pequena rotação para a frente e para trás enquanto você aproxima e distancia os pés. Pare com o movimento e, na posição em que você está, apóie-se completamente nas duas mãos, deixando a pélvis completamente livre de pressão alguma. Nesta posição pense, não faça ainda, que você vai movimentar a pélvis para a frente e colocar a pressão na parte da frente dos ísquios. Isso quer dizer que você precisa trazer o estômago para a frente e sua cabeça fica mais esticada para cima. Agora, faça o contrário: coloque a pressão maior nas nádegas, empurre o estômago para trás e abaixe a cabeça. Faça este movimento algumas vezes, alternadamente e devagar. Você verá que o problema não é exatamente no lugar em que sente a dor, mas sim um pouco mais acima, na parte dorsal das costas. Continue fazendo o movimento para a frente e para trás algumas vezes. Permita que o movimento regule sua respiração. Agora coloque a mão direita na frente, próxima aos pés. Faça o mesmo movimento. Em que ele é diferente? Pense nos ombros, no peito e no esterno. E as clavículas? E as omoplatas? Agora observe o que muda, logo que o movimento está no pensamento; até os olhos estão num lugar diferente.

Vocês devem saber que normalmente os nossos olhos estão sempre na linha do horizonte e quando não estão nesta linha é porque a pessoa está preocupada. Alguma coisa desvia sua atenção e sua visão. Também pode ser um sinal de que a pessoa está sentindo dor. Agora, coloque novamente as mãos atrás da pélvis e faça o mesmo movimento. Faça o movimento menor possível. Abra os joelhos o quanto desejar, mas não force a abertura. Agora, devagar, troque as pernas; a que estava atrás vai para a frente. Pode ver? Ela tem um sistema nervoso muito bom. Muito bem, agora coloque a mão direita no lado esquerdo e veja se consegue aproximar os pés mais para perto de você. Com as duas mãos para o lado veja se consegue se levantar para a esquerda. Veja, para quem tem dor nas costas está muito bom este movimento. Então, está doendo um pouquinho? Não, não está doendo, é o que podemos fazer. Podem ver pela abertura dos joelhos que a tensão nas costas diminuiu. (Resposta: "Sim, diminuiu".)

Se você se sentar e fizer alguma coisa semelhante numa próxima vez, verá que a dor desaparece.

Para criar uma melhora num espaço de tempo razoável, eu uso minhas mãos para direcionar a pessoa ao tipo de reação sensorial que procuramos. Quando uma pessoa sente dores por muitos anos, ela não acredita que uma mudança é possível. Tal pessoa interfere em si mesma e não consegue mover-se como vocês. Assim sendo, ela não pode melhorar, a não ser que eu faça o movimento com ela. Eu vejo isso como se estivéssemos dançando juntos, e dançando eu faço a pessoa caminhar comigo. É isto que eu chamo de integração funcional.

Já trabalhamos durante uma hora e é melhor parar, caminharmos um pouco, para que possamos continuar com uma nova atitude. Vejam se podem se lembrar do que eu fiz. Antes de sair, pensem sobre as coisas novas que vocês aprenderam, mas não somente nas coisas que vocês podem anotar no papel. A propósito, eu aconselho que se recordem daquilo que querem se lembrar e escrevam cuidadosa e refletidamente mais tarde, em seu quarto. Assim vocês escreverão o que sabem. Do contrário, se vocês escreverem aqui será uma espécie de taquigrafia e, ao lerem depois, poderão facilmente ler coisas que não dissemos. Depois de uma hora vocês não saberão o significado disto tudo. Portanto, tomar notas significa estar bitolado a um sistema de aprendizagem escolástica e o fazer exercícios sem usar a cabeça e sem usar sua capacidade de pensar. Aprender esta nova maneira de pensar fará vocês um pouco melhores — vocês como vocês são — da maneira que vocês querem ser; alguns de seus sonhos poderão se realizar. Quando vocês tomam notas, deixam de se envolver da maneira que desejam.

Muito bem, agora pensem um minuto sobre o que aprendemos e que chamou sua atenção, algo novo para vocês. Algumas coisas são muito importantes — a questão sobre o centro da gravidade, a questão sobre qual é o melhor movimento, que a pélvis faça uma curva contínua, que seja qual for o movimento, pode-se interrompê-lo ou continuá-lo na sua trajetória, ou voltar na mesma trajetória, não importando que você seja gordo, feio, bonito, velho, jovem, decrépito, ou são. Quando o sistema nervoso funciona como vocês acabaram de fazer, vocês pregam o evangelho através do seu corpo (risadas). Bem, vamos tomar um café. Obrigado (aplausos).

Alguém poderia dizer que tipo de melhora pode ser feita com as lições até agora? Alguém tem algum comentário sobre algo que não gostou, a maneira, a duração, os detalhes, a voz ou o que seja? Algo que se pudesse dizer: "Se fosse de tal jeito eu estaria realmente satisfeito?". Alguém tem alguma objeção? (Resposta: "Isto parece trivial, mas eu gostaria de poder começar o movimento olhando para você e, ao sentar, continuar olhando para você. Parece estranho para mim que se eu desejo me sentar olhando para você eu tenha que terminar o movimento com as costas para você. Existe alguma maneira de se fazer uma rotação mais completa? Você perguntou o que achamos. Para mim esta possibilidade tornaria o movimento mais perfeito, se eu pudesse fazer uma rotação maior ou algo parecido para poder olhar para a mesma direção".) Alguém mais? (Resposta: "Eu acho mais difícil fazer a rotação para a direita do que para a esquerda. Minha inclinação natural continua sendo a tendência de fazer a rotação para a esquerda e é uma situação que não entendo".) Bem, isso não é minha culpa (risadas). Eu não estou brincando. Você vê o problema na nossa terminologia, esta que usamos no mundo todo. Agora, alguém pode expressar em poucas palavras o propósito da lição? (Respostas) Por que as estamos fazendo? Não falem, pensem somente, pelo menos um minuto, e depois digam. A atividade pode ter sido bastante agradável. Porém, vamos fazer isso durante cinco dias, deve existir algum sentido no que estamos fazendo, uma vez que tudo o que fazemos tem algum propósito. No entanto, isto é um erro. Pois, quando alcançamos o propósito, o que acontece? Não temos mais nada a fazer. É o caminho que nos leva ao propósito que deve ser importante, e não o propósito em si. Este deve ser secundário; do contrário, ao alcançar o propósito você teria terminado sua vida? Você ganha um Prêmio Nobel e depois vai dormir até morrer? Você ganha um milhão de dólares e acabou? Claro que isso é uma loucura. Entre aqueles que estão aqui presentes, não devem existir pelo menos dois que tiveram o mesmo propósito para vir. Portanto, não é a maneira que chegaram aqui que é importante.

Eu não posso ajudar usando palavras como todo mundo, do contrário não vamos fazer nada — um para o outro. Vejam, eu não quero dizer o propósito, como vocês normalmente o entendem. Eu quero dizer que a vida deve ser melhorada. Portanto, se fizéssemos a lição desse jeito, só para melhorar a maneira de levantar e sentar, seria uma coisa de menos importância. Vocês viveram até agora fazendo os movimentos do jeito que fazem. E não sentiam que suas vidas eram ruins por causa disso. Assim sendo, o que aprendemos foi realmente para um outro propósito, que era o de melhorar toda a ação. Ação é algo que não existe por si mesma; não existe ação sem o sentimento, sem a sensação, sem o pensamento; portanto, a melhora da ação é a melhora da própria vida; isto quer dizer que sentir, pensar e agir irão melhorar. De qualquer forma, não existe mais nada para se fazer. O que fizemos é um exemplo de ação, como iniciamos a ação e como nos organizamos para agir. Por que o resultado final foi melhor? Descobrimos que era mais intencional, que podemos parar e continuar — mas certamente vocês não estão sentando e levantando para descobrir que podem parar, continuar ou fazer outra coisa. Por que é que esta maneira de levantar é melhor que outra maneira?

Uma pessoa comentou que estava insatisfeita com a maneira que a rotação a fazia levantar-se na posição contrária a que estava olhando inicialmente. Bem, a questão é que a maioria das ações humanas — como acontece com outros animais — possui um padrão único em cada pessoa. Quando um grupo de substâncias estabelece um limite — no nosso caso a pele — ela separa esta matéria do resto do mundo. Isto é a individualização; existe a pessoa e o mundo em volta. Este limite separa você do resto do mundo, me separa do resto do mundo, cria o mundo e eu. Agora, o limite cria uma situação na qual o mundo exterior e eu mesmo somos uma única coisa; porque a matéria que compõe o limite não pode existir por si mesmo, precisa conseguir uma maneira de agir, pensar, mover e perceber. Para produzir atividade, precisa ter energia que só poderá provir do mundo exterior. Podemos absorver ar, água, alimento e rejeitamos o que é inútil. Todas estas coisas passam pelo limite; assim sendo, individualização significa separar o mundo em um ser individual e o mundo exterior. O relacionamento entre esta matéria individual e o resto da matéria, a parte da matéria no limite e o resto da matéria, envolve um intercâmbio contínuo. Se este intercâmbio entre a matéria ingerida e a matéria expelida sofre interferência na sua continuidade e na sua simplicidade, então existirá doença no mundo exterior ou no ser individual, ou, ainda, em ambos.

Quando nós aprendemos alguma coisa, da maneira como estou me referindo, precisamos aprender algo que melhora o relacionamento do ser individual com o resto do mundo e consigo mesmo. E qual é uma das coisas mais importantes no ser vivo? Qual a diferença entre um ser vivo que está se desenvolvendo e a vegetação que também é viva? A vegetação possui hereditariedade, possui consistência. Uma certa fruta, uma certa árvore, nunca produzirá uma fruta diferente; assim sendo, as sementes sempre produzirão a mesma árvore e a mesma fruta. Possui DNA; possui todos os constituintes, mas não possui nenhum movimento. É passiva. Possui auto-reprodução; possui automanutenção. Possui o intercâmbio de matéria que é necessário para todas as coisas vivas, desde as bactérias até você mesmo. Porém, a vida animal possui autopreservação. E isso tem grandes implicações em relação ao movimento, pois o teste do movimento mais drástico é a autopreservação. Por que, por exemplo, do ponto de vista da autopreservação — nos levantamos? Normalmente um animal não se levantaria, a não ser que escutasse, ou avistasse, ou sentisse o odor, ou ainda percebesse uma mudança no meio ambiente que ameaçasse a sua segurança. Imaginem como um cão se deita com as orelhas em pé e olha em volta. Que mudança no meio ambiente comprometeria sua segurança, sua autopreservação? Então, os movimentos que fazemos, todos os movimentos, são inicialmente, fundamentalmente, feitos assim. Imaginem os seres humanos há dez mil anos. Quais eram os sinais que os faziam levantar, e por que era importante que se levantassem de maneira silenciosa, porém rapidamente, e sem fazerem reajustes preliminares? Por que eu não aprovei a maneira como vocês se levantavam antes? Porque vocês faziam dois ou três movimentos no lugar de um. Se tivesse uma cobra atrás de vocês, a um metro de distância, vocês morreriam, mas fazendo o movimento da maneira nova como a aprenderam, vocês podem se levantar imediatamente. Esta maneira possui a desvantagem que a face termina voltada no sentido contrário. Mas aí está a questão. Suponhamos que alguém queira enfiar-lhe uma faca nas costas. Agora, se você tentar se levantar para evitar a facada de outra maneira melhor que aquela que fizemos, o que aconteceria? (risadas). Vamos, experimentem, dêem uma facada.

[Algumas pessoas do grupo demonstram. Moshe pergunta à vítima.] Por que você fez aquilo? (Resposta: "Porque tinha uma faca me atacando!") Assim sendo, este é um movimento de autopreservação. Quando você se senta e fica quieto, se você escutar um ruído por trás, poderá levantar-se, olhar para a direção do ruído e estará pronto para agir em um só movimento. Na autopreservação, seria tarde demais se você fizesse dois ou mais movimentos para poder agir.

[Pára alguém no grupo.] Vá e tente estrangulá-la pelas costas (risadas). Agora, observe o que você está fazendo; você está usando o princípio que acabamos de aprender. Descobrirá que seu sistema nervoso é mais esperto do que você; seu sistema está agora consciente de que esta é a maneira certa de agir. Então, qual é a resposta? É essa a melhor maneira de fazer este movimento? Se você se virar de costas para mim, poderá apenas correr para longe de mim, mas isso também pode ser uma boa coisa. Depende da distância do agressor. Se o perigo está longe, você pode virar-se de costas e fugir correndo. Porém, se for tarde demais para correr, você precisa estar pronto para agir. Portanto, a questão do bom movimento é basicamente se ele assegura sua sobrevivência e autopreservação e, para isso, é preciso tratar da propulsão. Bem, não fazemos isso porque na nossa maneira de viver, na nossa cultura, a autopreservação é supostamente assegurada pela polícia. Muitas das pessoas que são assaltadas e mortas não pensariam em agir como acabamos de aprender, e também não saberiam fugir. Sua autopreservação está comprometida, e o movimento é feito de uma maneira débil. Suponhamos que você decida roubar um cão pastor alemão em São Francisco. Se eu lhe der uma lança para você usar, eu aposto que de uma chance em cem você não conseguiria ferir o cão. O que aconteceria? Como os cães evitam o ataque? Eu experimentei, e tenho fotos das minhas tentativas fracassadas. O cão ficará em pé na sua frente e não fugirá; porém, cada vez que você atacá-lo com a lança, ele se movimentará levemente para o lado e sua lança baterá no ar.

Bem, esta é a resposta para vocês. Nós examinamos o movimento de um ponto de vista da autopreservação, e descobrimos que a qualidade do movimento possui aspectos especiais, particularmente que não haja reorganização preliminar. Então, qualquer movimento que requer uma mudança preliminar ou uma segunda ou terceira não é adequado.

Nosso sistema nervoso é construído para fazer sua possível autopreservação e tornar os movimentos contínuos fáceis. Porém, se vocês não dominam este aspecto fundamental, então tudo o que vocês aprenderem conseqüentemente será um acúmulo de erros, até que aos quarenta anos vocês virão e dirão que têm péssima postura. Então, o que vocês querem dizer com isso? Por que uma postura é ruim, e o que é postura em geral? Por que é ruim se eu pendurar minha cabeça assim? É ruim porque esteticamente não lhes satisfaz? Bem, não faz nenhuma diferença se vocês gostam de mim ou não. De qualquer forma eu já estou muito velho para ser querido. Bem, então o que é ruim nesta postura? Se eu quisesse pular, ou subir numa árvore, eu não poderia. E precisaria fazer uma reorganização preliminar. Portanto, a essência de uma boa postura é o que aprenderam fazendo este movimento, que lhes permite serem diretos, rápidos, eficientes e ficarem plenamente satisfeitos consigo mesmos. Porém, existe algo que eu já insisti sem mencionar. Se movimentarem a pélvis, conseqüentemente os braços e as pernas se organizarão para fazer exatamente o que vocês precisam. Nossa hereditariedade tem muito em comum, e a experiência dos nossos ancestrais também tem muito em comum. O corpo é construído de tal forma que a parte que tem mais força, na qual os músculos mais fortes trabalham e carregam o peso, é a pélvis. Os músculos que possuem maior corte transversal, incluindo os glúteos, os quadricípites, os psoas, os músculos estomacais e laterais estão em volta da pélvis e, portanto, as mãos e as pernas transmitem somente força aos lugares onde precisamos.

[Moshe aponta uma pessoa para melhorar o movimento na frente do grupo.] Observe quando se levanta. Lembre-se do que eu falei —

isto também é errado. Observe, seu polegar interfere ali. Coloque o polegar aqui e verá quanta força você terá. Podem ver como o mínimo detalhe do seu movimento pode tornar-se de uma importância monumental quando se tem o ponto de vista de como o movimento foi introduzido na espécie humana? Foi introduzido para nos preservar. Se nossos ancestrais não se preservassem, não existiríamos hoje. Aqueles que não tinham movimentos corretos e aqueles que colocavam seus polegares em lugares perigosos, morreram e não puderam se reproduzir tão bem quanto os outros. Darwin sugeriu isto. O engraçado é que a sobrevivência não é conseguida por aprendermos ações corretas, mas sim evitando ações que comprometem nossa vitalidade e nossa vida. Sobrevivência é uma coisa negativa; as espécies que sobrevivem são aquelas que evitaram a destruição. Ninguém é onisciente. O brontossaurus desapareceu, mas não foi por desconhecer como lidar com as mudanças de temperatura. Ele evitava temperaturas que eram mortíferas para ele e assim migrava para outros lugares, mas morreu porque houve outras alterações na temperatura e ele não pôde se adaptar. Aqueles que sobrevivem são os que evitam as forças destrutivas através da mutação. Sabemos isso agora, e não porque foi dito: "Ah, vai existir energia nuclear, e por isso sobreviveremos". Não existe nenhum animal no mundo que possa dizer o que é necessário para que continue na Terra por outros mil anos. Vou dar-lhes um exemplo, um ótimo exemplo. O professor Hamberger, um cirurgião francês, escreveu um livro muito interessante, no qual ele fala sobre a validade das idéias darwinianas. O professor Hamberger é originalmente um judeu algeriano, que conhecia o Saara e a África. Ele descobriu uma coisa curiosa. Vocês sabem que a malária é uma doença mortal que mata milhares de africanos. Existe também uma doença incomum, uma doença cardíaca fatal, que também é muito perigosa porque a vítima morre entre seis e sete anos de idade. Porém, aqueles que sobrevivem e se desenvolvem normalmente não precisam ser inoculados contra a malária. Tornam-se imunes à malária tropical. Todas as outras pessoas adquirem malária, mas estas pessoas são mordidas pelos mosquitos e nada acontece. Então, o professor Hamberger sugere que não sabemos quem serão os seres humanos que sobreviverão daqui a cem ou duzentos anos. Ele diz, suponhamos que haja uma severa epidemia de malária e o DDT já não evite seu alastramento. Pode acontecer que os sobreviventes serão aqueles que possuem uma deficiência cardíaca hereditária. Aqueles serão o futuro da humanidade. Em outras palavras, não sabemos quem sobreviverá. Podemos ver que esta é uma possibilidade.

Agora, só para ilustrar novamente aquele movimento, o ponto de vista da sobrevivência leva-o a não colocar o polegar em um lugar arriscado, pois isto tornará seu movimento vagaroso. Por que isto acontecerá? Porque nosso sistema nervoso sabe que se colocarmos muito peso no polegar, poderemos fraturá-lo. Assim sendo, isto é um hábito não-vital, e um péssimo hábito. A propósito, se observarmos pessoas que sabem lutar, elas nunca se arriscam colocando o polegar em posições em que pode ser fraturado. Um detalhe pequeno, mas se vocês querem ser vocês mesmos como sonham, precisam se livrar das tolices que aprenderam, e nas quais não acreditam. Vocês as aprenderam imitando os outros, aqueles que nunca precisaram se defender de um assalto, ou nunca estiveram em uma guerra. Precisamos criar uma atitude completamente diferente em relação à vida.

Então, a paz também é impossível, a menos que as pessoas saibam disso. Quando as pessoas podem se defender sozinhas e não têm medo, elas podem ser amigáveis umas com as outras. É por isso que um adulto nunca tem medo de uma criança, e normalmente nunca a machucará, a não ser que esteja um pouco perturbado. Se uma criança bater em vocês, ou beliscá-los, vocês a matarão? Vocês a jogarão pela janela? O que vocês farão, uma vez que a força e a habilidade da criança não ameaçam sua autopreservação? Assim sendo, gente fraca faz coisas cruéis, como provocar uma guerra. E os que são fortes o suficiente não têm medo.

Bem, agora vamos mais à frente na compreensão do movimento. Do contrário, poderemos nos deparar com coisas impossíveis de solucionar. O que, por exemplo, é uma boa postura? É aquela que nos permite movimentar em qualquer direção. Se eu caminhar assim, [Moshe demonstra] vocês podem pensar que eu tenho uma hérnia. É uma má postura, pois para ir em frente preciso parar de caminhar assim. Preciso me apoiar naquela perna para caminhar em frente, ou nesta perna; do contrário não posso levantar as pernas para executar o passo. Assim sendo, apoiar-se nas duas pernas o tempo todo desse jeito é uma má postura para se caminhar. Porém, para lutar, muitos pensam que é uma boa postura. Lutadores começam com esta postura porque sabem que ninguém os atacará pelas costas e só precisam movimentar-se para a frente. Porém, se um deles for agredido pelas costas e pela frente, estará morto antes de poder reagir. Assim, retornamos à idéia de que podemos nos movimentar em dezesseis posições diferentes; para cima, para baixo, esquerda, direita, para a frente e para trás, sem precisar fazer nenhum movimento preliminar.

Agora, podem ver as coisas de uma maneira curiosa, depois de subitamente começar a perceber que existe uma maneira de conduzir a si mesmo para sentir um desenvolvimento próprio, de sua própria maneira, somente por compreender melhor o que é o movimento, o que significa e como se desenvolveu na espécie humana? Isto nós aprendemos esta manhã: mover-nos *num só movimento* — para baixo e para cima. Agora vão descobrir algo extraordinário. Levantem-se e façam o movimento que aprendemos esta manhã. Façam o mais rapidamente possível umas dez vezes. Troquem as mãos. Podem medir a velocidade do movimento? Quanto tempo levaram para fazer dez movimentos; menos que meio minuto? Observem a batida dos seus corações, estão sem fôlego? Estão cansados? Agora levantem-se de qualquer outra maneira diferente da que acabaram de fazer. Façam dez vezes rapidamente, e vejam o que acontece com seu corpo (risadas). Enquanto vocês se levantam duas vezes assim, já se cansaram o equivalente a dez vezes da maneira que aprendemos. Parem e coloquem a mão no coração. Assim é como um médico avalia a fadiga cardíaca, e quanto tempo leva para recuperar-se da fadiga. Como aprendemos esta manhã, podemos fazer cem vezes sem perder o fôlego e essas cem vezes podem ser feitas em um décimo do tempo que gastaríamos para nos levantarmos de qualquer outra maneira.

Outra coisa importante que aprendemos é que o movimento deve iniciar da pélvis, não da mão, nem do pé; porém, a *direção* do movimento é estabelecida pelo movimento da cabeça. Lembrem-se que não olharam para cima, nem para baixo. Assim sendo, a cabeça mantinha-se despreocupada com o movimento. Experimentem. Façam qualquer outro movimento e descobrirão que não podem mover a cabeça para a esquerda e para a direita continuamente. Agora, perceberão que uma vez aprendido o conteúdo do movimento todo, poderão fazê-lo de qualquer outra forma, sem precisar completá-lo; esta é a verdadeira aprendizagem, através de uma livre escolha. Uma vez que aprenderam a essência verdadeira do movimento, podem fazê-lo sem as mãos, com a mão errada, com a perna errada, não importa. Porém, a habilidade de manter a cabeça móvel enquanto executam o movimento é essencial para a autopreservação. Agora compreenderão algumas coisas curiosas que, embora possam ter percebido durante toda a vida, não as entendiam.

Por exemplo, os leões, os tigres e muitos outros animais ficam em pé numa perna só e movimentam a cabeça continuamente. Portanto, no nosso movimento, se eu desejo me levantar será difícil fazê-lo se mantiver a cabeça rígida, fixa.

Os movimentos foram inventados pela natureza para servir primariamente à autopreservação. Podem observar que nenhum animal faz coisa alguma sem manter a cabeça móvel. Um gato, caçando um rato, pára e gira os olhos, um tigre de tocaia para pegar uma presa mantém a cabeça em movimento constante. Se não fizer isso, aquele gorila com um pedaço de pau pode lhe partir o crânio com uma só pancada. Uma zebra pode estar comendo a uns vinte metros de um leão; porém, durante sua alimentação, a cabeça mantém-se móvel, escutando e movendo os olhos continuamente. Basta o leão abanar o rabo levemente para que a zebra desapareça rapidamente. Nenhum animal fixa a cabeça, e se vocês não a fixarem, poderão levantar-se agilmente e conseguirão fazer qualquer coisa com facilidade. Certamente, se suas cabeças estiverem móveis, não precisarão nem fixar as pernas. Não precisarão parar no meio do movimento. Vocês aprenderam o movimento sem saber isto, pois fizeram um movimento correto, com a cabeça livre e desimpedida, e com a força originando da pélvis. Quando a cabeça é fixada, impossibilitando a pélvis de executar a ação, então não se pode fazer coisa alguma.

É a cabeça que usamos para nos relacionarmos com o meio ambiente, para identificarmos como podemos nos autopreservar. É claro que quando se usa a cabeça, é o suficiente para ver que é a pélvis que inicia o movimento. Eu me levanto assim — olhem — pronto para atacar ou fugir [Moshe demonstra levantando-se da cadeira sem esforço nenhum.] Então, este é o fundamento do bom movimento, é a essência de uma boa postura, e estes detalhes precisam ser aprendidos pelo corpo. Quando vocês permitem ao corpo que experimente, vocês aprendem melhor do que ao ouvir milhares de explicações.

LIÇÃO DOIS

PENSANDO E FAZENDO

Por favor, deitem-se de costas. Afastem um pouco as pernas, uma da outra, deixando-as mais separadas do que a linha dos ombros, mas não tanto. Coloquem ambas as mãos em cada lado do seu corpo com as palmas voltadas para o chão e, conseqüentemente, os cotovelos mais distanciados do corpo do que as mãos. Fechem os olhos e imaginem que vocês vão usar somente a perna esquerda e que seu rosto, nariz e cabeça se alinharão com a perna, como se vocês estivessem em pé com todo o peso do corpo na perna esquerda; isto significa que o resto do corpo, os olhos, o nariz e também a cabeça estão confortavelmente colocados como se estivessem apoiados na perna esquerda. Assim sendo, os olhos olham para o pé esquerdo, e sua cabeça está em tal posição que, sem nenhuma intenção ou esforço, ela girará sozinha para se organizar, fazendo com que todo o peso seja colocado na perna esquerda. Agora muito, muito devagar flexionem e estiquem o pé esquerdo, sem fazer nenhum movimento abrupto com o joelho ou o quadril. Porém, permitam que a cabeça mova-se de tal maneira que vocês possam ficar em pé na perna esquerda e ver o seu lado esquerdo. Os lados de fora e de dentro do seu pé esquerdo, a articulação do quadril, a espinha e os ombros estão organizados de tal forma que vocês não façam nenhum movimento intencional com a cabeça; vocês somente imaginarão. Não movimentem o seu pé da esquerda para a direita, somente flexionem e estiquem com o menor movimento possível. Agora muito, muito devagar façam um pequeno movimento para levantar o seu joelho esquerdo do chão. Façam este movimento tão imperceptivelmente que vocês só sintam seu calcanhar querendo mover-se no chão. Agora, mentalizando a ação, levantem o joelho esquerdo e coloquem de volta onde estava; assim o calcanhar se aproxima porque sua perna está flexionada. Quando vocês colocam o joelho de volta, o calcanhar se afastará; assim sendo, o pé deve servir o movimento do calcanhar.

Imaginem novamente que estão levantando o joelho esquerdo e observem se, quando o calcanhar se aproxima, o pé está flexionado ou esticado. Continuem o movimento de flexionar e estender, ao mesmo tempo em que levantam o joelho, sempre pensando no que estão fazendo. Pressionem o quadril esquerdo no chão ao levantarem o joelho, e levantem o quadril do chão quando a perna estica e o calcanhar se afasta. Observem-se; onde vocês imaginam que está localizada sua articulação do quadril? Está na parte de fora do fêmur? Está na parte de cima do fêmur, no grande trocanter, a protuberância no lado do quadril esquerdo que vocês podem tocar com a mão? Ou está realmente na cabeça do fêmur, a parte que se movimenta dentro da cavidade articulatória da pélvis? Agora, enquanto fazem isso, podem descobrir onde está a cavidade da articulação pélvica com a cabeça do fêmur, o grande trocanter, dentro da sua coxa? Podem sentir a articulação? Podem localizá-la atrás da pélvis, entre suas pernas, em relação ao seu ânus, aos ossos nos quais se sentam, e o grande trocanter, que está a uns três centímetros da articulação pélvica?

Agora, continuem levantando o joelho, mentalizando a ação, aproximando o calcanhar e, ao esticar a perna, levantem o lado esquerdo do quadril do chão, mas um movimento tão pequeno que nada se perceba no seu corpo. Então, flexionem o joelho e pressionem a articulação pélvica; também levantem os ombros e o esterno, ou o osso do peito entre as duas clavículas. Deixem que a cabeça permaneça no chão. É claro que se vocês levantarem os ombros e o esterno, flexionarem o joelho e o lado direito do quadril, pressionando o chão, sua espinha faz algum movimento. Enquanto continuam o movimento, sintam o que acontece na parte de trás da cabeça. Quando vocês levantam os ombros, as clavículas, o esterno, e vêem seu estômago, as costelas flutuantes estão contraídas para dentro ou não? Vocês sentem seu corpo se alongando e flexionando? A parte do meio da coluna vertebral está pressionando o chão ou não? Agora, aumentem o movimento dos ombros e do joelho devagar, para que alguém que estivesse cuidadosamente observando pudesse dizer o que você imaginou fazer. Ambos os cotovelos são pressionados no chão? Sua cabeça está ficando no meio, ou o nariz está para a esquerda ou para a direita? Qual a parte da sua cabeça que fica no chão? Agora, mantenham o mesmo pensamento e verão que quando vocês esticam o joelho e levantam o quadril, os ombros vão para trás e voltam novamente, fazendo todo o movimento. Aumentem a velocidade e mantenham o movimento mais rápido e menor, até que possam fazê-lo bem depressa. Façam isto umas cinqüenta vezes — rápido. Seu joelho não deve ir para o lado, e sim erguer-se do chão.

Façam o movimento com menos força e tão rápido quanto imaginarem; parem um segundo, e façam-no rápido novamente. Quem sente esta rapidez? Vocês realmente levantam os ombros? O peito está no meio? Vocês estão contraindo seus músculos estomacais quando levantam os ombros? Agora, imaginem que a sua perna parou de se movimentar, contraiam o estômago e levantem os ombros, e depois façam o contrário: expandam o estômago e abaixem os ombros. É isso o que estavam fazendo antes? Vocês sentem as costelas inferiores na frente e atrás, ou em cada lado do peito? Agora façam a mesma coisa com o joelho e o quadril e, em vez de levantar os ombros, pensem em levantar a cabeça. Vocês ficam mais altos? Ou vocês flexionam o estômago? Onde precisam dobrar para se sentar? Agora, levantem o joelho novamente, aproximem o calcanhar como antes e levantem os ombros como se pudessem ver o seu joelho pelo meio do esterno. O próximo movimento será feito da mesma maneira, tentando beijar o joelho quando ele se aproximar da sua face e, desta vez, vocês levantarão a cabeça para encontrar com o joelho. Agora, tornem o movimento quase imperceptível, mas aumentem a velocidade e façam dois movimentos com os ombros e dois com a cabeça. Observem a diferença na sensação e verifiquem se vocês se deitam na sua articulação pélvica esquerda mais nitidamente do que na direita, e se o seu peito e a parte de trás das costelas estão realmente no meio.

Agora, façam o movimento um pouco mais pronunciado e executem todo o movimento de flexão, da ponta dos pés até o topo da cabeça, fazendo somente dois movimentos com os ombros e dois com a cabeça. Parem e descansem. Observem como se sentem deitados assim. Levantem as mãos para o teto, cruzem seus dedos e façam um círculo com os braços. Isto quer dizer que vocês devem dobrar os cotovelos até sentirem que se formou um círculo. Mantenham-se com o joelho, a cabeça e os ombros flexionados, com a idéia de que a cabeça passa por dentro desse círculo, e seu joelho toca a sua boca em algum ponto. Façam o movimento de maneira quase imperceptível.

Observem somente a diferença entre a pressão do lado esquerdo e do lado direito do quadril, e as omoplatas no chão. Agora, dobrem a perna direita enquanto ficam em pé, apoiando-se no lado direito do corpo, e continuem flexionando todo o seu corpo da maneira que quiserem, sem nenhuma restrição dos ombros ou de sua cabeça, e imaginem que vocês estão trazendo seu joelho esquerdo para tocar a face. Façam os movimentos com a máxima suavidade possível, de modo que uma pessoa muito curiosa possa ver o que vocês estão fazendo, mas uma pessoa a um quilômetro de distância não consiga. Novamente observem o que vocês fazem com o seu peito, seu abdômen, sua parte lombar, sua pélvis, suas omoplatas, os músculos pectorais e suas costelas. Enquanto pensam, eliminem devagar tudo de sua imaginação, menos o seu ombro direito e o lado esquerdo do quadril; continuem o movimento, mas o lado esquerdo do quadril e o seu ombro direito vão ao encontro um do outro e separam-se. Agora, mudem o padrão e pressionem o ombro direito e o lado esquerdo do quadril alternadamente no chão, em vez de se aproximarem. Agora, estiquem a perna direita e continuem fazendo o movimento com o quadril e o ombro alternadamente.

Abaixem as mãos e continuem. Observem somente o que acontece na espinha e nas costelas em contato com o chão. Continuem flexionando a perna esquerda e os ombros — suavemente, sem movimentar a cabeça. Levantem o joelho esquerdo para cima e pressionem o quadril para sentir um leve movimento — o calcanhar escorregando no chão — e direcionem o ombro direito e o peito de tal modo que se vocês se levantassem, sua perna esquerda ficaria no meio e sua face acompanharia a linha entre o calcanhar e a cabeça. Isto significa que seu calcanhar, joelho e quadril esquerdo, como também a espinha, o esterno, o meio do peito, o meio das costas, estão *exatamente* no meio da direção da face, e assim sendo a cabeça está diretamente na linha do seu calcanhar esquerdo. Agora, dobrem seu joelho esquerdo, coloquem seu pé esquerdo no chão e desta vez levantem suavemente o lado esquerdo do quadril, enquanto pressionam o chão com o pé esquerdo. Novamente, façam o movimento da maneira mais imperceptível que puderem, para que vocês possam traçar a linha do movimento até o seu ombro direito. Sua omoplata direita encosta planamente no chão? Sua espinha aumenta o comprimento? E agora, a cada vez que vocês levantam o quadril, pensem neste movimento e poderão sentir o que acontece no lado esquerdo do seu peito. O que é diferente entre o lado esquerdo e o movimento das costelas, no lado direito? E quando seu quadril deixa o chão, o seu ombro direito se eleva ou se alonga para cima? Agora, faça ambos os movimentos. Quando vocês pressionarem o pé, seu quadril levanta, o peito movimenta-se, as costelas vão para a frente, resultando no alongamento da omoplata direita, colocando-a planamente no chão. A próxima reflexão é a seguinte: assim que vocês levantarem o quadril esquerdo, pensem que o seu ombro direito, juntamente com a clavícula, levanta-se e vai na direção da articulação pélvica esquerda. Façam algumas vezes. Observem agora o que vocês fazem com os seus olhos; eles olham para os lados do joelho ou para os pés? Estão olhando para o infinito, ou para alguma parte do seu corpo? Estão olhando para baixo? Pensem na sua boca e na sua língua. Vocês podem fazer o movimento com sua respiração mais lenta, respirando como se vocês estivessem dormindo, isto é, não se preocupando com ela?

Estiquem o corpo e devagar coloquem a perna direita perto da esquerda para preencher o espaço entre elas. Agora muito, muito devagar movimentem as duas pernas juntas bem suavemente, um pouco mais para a esquerda. Tragam-nas de volta para o centro e levem-nas novamente para a esquerda e voltem. Observem que toda vez que vocês pensam em levar as pernas para a esquerda, vocês descobrirão que sua cabeça também vai para a mesma direção. Façam isto algumas vezes; observem e reflitam sobre o que vocês fazem com as partes do centro do seu corpo — entre os ombros, o peito, a espinha, as articulações pélvicas e a pélvis. Observem estas partes enquanto vocês imaginam que suas pernas e a cabeça estão indo para a esquerda. Agora muito devagar pensem somente, sem fazer nada; vocês estão levando suas pernas e a cabeça para a esquerda e para a direita. Imaginem o movimento algumas vezes e, depois de tê-lo concebido mentalmente, façam um ligeiro movimento. Levem as pernas juntas meio centímetro para a esquerda e meio centímetro para a direita. Aumentem gradualmente o movimento dos calcanhares — no chão — com as pernas esticadas e tão próximas uma da outra quanto possível. Cuidado para não criar uma fricção das pernas no chão. Enquanto vocês as levam para a esquerda, observem o quanto sua cabeça se movimenta. Mantenham sua respiração leve. Agora, reduzam o esforço e tornem o movimento quase imaginário, de modo que não se possam percebê-lo, e aumentem o movimento para a esquerda e para a direita; em vez de meio centímetro, façam um centímetro. Observem o que vocês fazem com o seu peito e pensem no que é realmente diferente quando vocês fazem e quando vocês imaginam o movimento sendo feito. Continuem aumentando o movimento da esquerda e para a direita e observem o quanto vocês levantam as pernas, para levá-las para a direita e para a esquerda. Aumentem o movimento para a direita gradualmente, e observem que assim que se movimentam para a direita, a face e a cabeça já estão na direita. Continuem o movimento, fazendo-o sem esforço, para a esquerda e para a direita. A parte central do corpo fará mais movimento; porém, vocês não devem direcionar o movimento a esta parte do corpo. Mantenham a intenção nas pernas da direita para a esquerda; do contrário, se vocês direcionarem o movimento da parte central, não existirá mudança alguma na maneira normal de fazer o movimento, e a lição será inútil.

Agora, gradualmente aumentem o movimento das pernas e da cabeça e observem o que acontece no peito, espinha, pélvis e boca. O movimento deve tornar-se cada vez mais uma expressão do seu próprio ritmo, a sua própria relação entre suas pernas, seu peito e sua cabeça. Lembrem-se, não é importante fazer nenhum movimento. Eu disse que suas pernas e calcanhares estão juntos. E começamos com a perna direita aproximando-se da esquerda. Agora, continuem fazendo o movimento cada vez maior, porém tão gradualmente que vocês não sintam nenhuma compulsão em conseguir levar as pernas para a direita ou para a esquerda. Observem somente a diferença entre o movimento para a esquerda e o movimento para a direita porque quando fizemos para a esquerda, refletimos muito sobre o lado esquerdo e não fizemos o mesmo no lado direito. Continuem fazendo sem esforço nenhum, mantendo o resto do corpo tão imóvel quanto necessário e a respiração leve. Vocês não devem ter nenhuma intenção de conseguir fazer o movimento. Aumentem o movimento até poder senti-lo, e se alguém olhar verá que vocês estão fazendo a mesma coisa para a esquerda e para a direita.

Observem: quando vocês vão para a direita ou para a esquerda, vocês sentem seu corpo se alongando ou se retraindo? E o que acontece no seu peito? Que parte se eleva? Quando começa para a direita, quais as partes que se movimentam quando vocês pensam em ir para a esquerda? Observem que algumas partes se aproximam do chão e outras se distanciam. Enquanto vocês observam, quais as partes que realmente produzem estes movimentos? Continuem até vocês sentirem que já estão passando pelo centro e estão realmente fazendo a mesma quantidade de movimento para a esquerda e para a direita. Quando vocês fazem o movimento, sentem que os cotovelos se movimentam? Como as mãos se movimentam? E o que acontece com os ombros? E então, que tal a sétima vértebra cervical? Esta é a vértebra grande entre os dois ombros logo abaixo do pescoço, que é protuberante entre os ombros.

Agora, afastem a perna direita da esquerda e voltem a fazer os movimentos de dobrar o joelho esquerdo e mover o calcanhar esquerdo, flexionando o pé. Repitam os movimentos que fizemos antes, usando os ombros e a face, dobrando o joelho e pressionando o lado esquerdo do quadril no chão, enquanto flexionam o corpo. Levantem o seu ombro direito e a cabeça e observem o que estão fazendo com os cotovelos. Agora aumentem o movimento gradualmente, como se vocês fossem realmente fazê-lo, e sentem-se na parte esquerda do corpo. Agora pensem que vão se sentar mas não sentem, continuem só pensando que estão se sentando, enquanto flexionam a perna, os ombros e a cabeça. Vocês descobrirão que existem duas maneiras de se sentar: uma é alongando o corpo e levantando os ombros o suficiente para trazer a cabeça junto. A outra maneira é contrair o peito enquanto levanta a cabeça. Experimentem as duas maneiras e determinem qual delas é melhor para vocês. Agora, suavemente, rolem para um lado, qualquer lado que desejarem e levantem-se. Caminhem um pouco e observem como se sentem, se estão mais altos ou mais baixos. Como vocês estão respirando? Olhem as faces dos outros. Podem determinar, olhando a face, qual foi o lado que trabalhamos na nossa imaginação? Qual o olho que está mais aberto? Qual o lado da face que está mais longo? Em qual perna vocês sentem que se apóiam mais facilmente? Onde estão os seus ombros? Qual é a diferença entre o pé direito e o esquerdo enquanto caminham? Agora, em pé, dêem voltas ao redor de si mesmo e vejam como se sentem. Devagar, girem para a esquerda e observem se vocês sentem uma diferença na qualidade do movimento. Agora vamos descansar um pouco.

LIÇÃO TRÊS

EXPLORANDO O CHÃO: COM OS MOVIMENTOS DO OMBRO

Deitem-se de bruços (com a barriga no chão), dobrem a perna direita no chão, com seu joelho para a direita. Girem sua cabeça para a direita. Seu braço esquerdo esticado ao lado do seu corpo com a palma para o teto. Sua mão direita, com o braço direito dobrado, está próxima de sua face, com a palma no chão. Agora, devagarinho, como vocês moveriam sua mão direita no chão como ela está, um pouco para a direita e um pouco para a esquerda? Observem que o movimento é fácil. Agora levem a mão direita na direção da cabeça, para cima, é mais difícil?

Agora explorem suavemente o chão com a mão direita, façam movimentos pequenos para cima, para baixo, para a esquerda e para a direita. Observem: em que direção sua mão se movimenta com mais facilidade? Não tentem fazer a exploração tão grande que alcance a África; façam apenas um movimento pequeno, o menor movimento possível que vocês sentem realmente quase nada, sem esforço nenhum. É importante encontrar as diferenças. Qual lado é mais fácil — para a direita, para a esquerda, para cima ou para baixo? Vocês descobrirão que se uma direção é difícil, a dificuldade só será aliviada se vocês fizerem alguma coisa com o seu cotovelo.

Agora observem qual a posição e qual a direção é mais difícil. Descubra como o seu cotovelo pode ajudá-lo. Alguns de vocês já o fizeram espontaneamente, porque tudo o que eu ensino é uma organização que é própria de seu sistema nervoso. Assim sendo, algumas pessoas farão certo desde o começo, antes que eu lhes oriente. O erro destas pessoas é justamente fazer a coisa certa. O que vocês acham disso? Agora quando eu digo: levantem o cotovelo, ou ajudem com o cotovelo, para que direção eu quero que se movimentem? Muitas pessoas já fizeram o erro certo e algumas o erro errado. Como vocês podem levantar seu cotovelo sem fazer algo com o seu ombro, com sua cabeça e com sua pélvis? Não levantem nada, vão devagar e se organizem para executar a ação, fazendo uma mudança fundamental em si mesmo.

Se vocês fizerem rápido, não permitirão mudança alguma. A aprendizagem deve ser feita bem devagar, para que possa ser absorvida na constituição de cada pessoa. Quando vocês já estiverem bem organizados, então conseguirão fazer isto rapidamente. Podemos fazer tão rápido quanto fizemos hoje o movimento de rotação para nos levantarmos. Se vocês se lembram, eu disse que fizessem rápido para mostrar que se fazemos depressa erramos e arruinamos o nosso corpo. Vocês prejudicam suas articulações, sua mente e sua respiração quando atuam com rapidez na aprendizagem de uma nova possibilidade; fazendo assim é impossível ser bem-sucedido. Agora, por favor, deixem sua mão onde ela está e levantem o seu cotovelo direito do chão. Sua mão flexiona, mas fica no chão.

Agora levantem o seu cotovelo e verão que ele não quer se mover, a menos que vocês façam alguma coisa com a mão para tornar o movimento confortável, e se vocês fizerem o movimento rápido, não perceberão o que acontece realmente com o seu ombro e com a sua clavícula; então, vocês pensarão que fizeram o movimento somente com o cotovelo. Continuem movimentando sua mão, ao mesmo tempo em que levantam e abaixam seu cotovelo do chão. Seu cotovelo não pode mover-se sem a clavícula. Isto deve ser parte de sua consciência, e não uma atividade automática. Levantem o cotovelo na direção do teto e parem quando a qualidade do movimento mudar. Então, perceberão que a qualidade do movimento torna-se pobre no seu pulso e na sua mão, como também no ombro e, em conseqüência, na clavícula. Se tiver dificuldade em movimentar seu ombro, tentem movimentá-lo na direção da orelha direita. Movimentem-no devagar algumas vezes, sem deixar que a cabeça se movimente. Quanto mais rápido vocês se movimentarem, menor será a mudança na direção em que vocês precisam ir. Sintam a posição na qual o cotovelo tem dificuldade. Quando tornar-se claro o ponto em que o movimento se torna difícil, pare o movimento. Se vocês tivessem alguma vez tocado duas horas um violino, saberiam o quanto é necessário movimentar a mão. Já viram Casals com noventa anos tocando o violoncelo? Perceberam o movimento na mão dele? Vocês não conseguirão isto se fizerem o movimento rápido. No entanto, Casals aprendeu a fazer sozinho. Agora muito devagar, movimentem o cotovelo até vocês sentirem que está se tornando difícil. Experimentem neste ponto levantar o pulso do chão, sem mudar a posição do cotovelo. Levantem a parte inferior do pulso primeiro, depois levantem os dedos e abaixem o pulso, e descobrirão quanta tensão inútil existe na sua mão; isto dificulta o movimento do ombro. Façam alguns movimentos alternados com os dedos e o pulso, depois levantem só o polegar apoiando-se no dedo mínimo e, ao contrário, levantem o mínimo apoiando-se no polegar. Enquanto continuam, percebam o que está acontecendo na sua perna direita, no seu ombro esquerdo e na perna esquerda. Agora deixem o cotovelo no chão e explorem com a mão direita a mesma área que exploraram antes. Observem como agora vocês podem ir à Nigéria e às quedas do lago Victória, e a muitos outros lugares que não podiam ir antes. Esta é uma aprendizagem maravilhosa.

Agora parem numa direção ou em outra onde vocês sintam que a qualidade do seu movimento é diferente. Neste ponto, movimentem o seu cotovelo um pouco para a esquerda e um pouco para a direita; agora observem — como vocês fazem este movimento? Obviamente vocês não podem levantar o seu cotovelo sem mexer, de alguma forma, o seu ombro. Observem o que o outro ombro faz. Vejam agora se vocês podem movimentar sua mão para explorar o chão perto de sua testa, movimentando, é claro, tudo o que vocês precisam para fazer isto. Observem a qualidade do movimento e parem quando a qualidade do movimento mudar. Sua intenção deve ser a de levar a mão em volta da cabeça no chão. O que vocês podem fazer com o seu cotovelo e o ombro para melhorar o movimento? Levem sua mão ao lado direito da cabeça, perto da orelha, um pouco acima. Toquem sua cabeça, não por cima — mas trazendo sua mão no chão em volta da cabeça, até vocês poderem tocar o lado parietal, o lado direito. O lado parietal é a parte da cabeça entre a têmpora e a orelha, na parte mais alta da cabeça. Enquanto vocês movimentam a mão, observem o que precisam fazer com o cotovelo para que o movimento seja tão bom quanto vocês têm conseguido até agora. Depois escorreguem os dedos da sua mão direita atrás da orelha direita e atrás da cabeça. Movam-na para baixo, para o pescoço, e observem o que fazem com o cotovelo que não tinham feito até agora. Como vocês colocariam sua mão ao longo do pescoço e entre as omoplatas?

Vocês devem ser capazes de mover o seu ombro em conjunto com o cotovelo, do contrário sua mão não alcançará as omoplatas. Agora, verão que seu cotovelo precisa levantar ao topo de sua cabeça, certamente até mais alto. Direcionem os seus dedos para baixo, até alcançar o pescoço e as vértebras entre as omoplatas. Enquanto vocês fazem isso, observem que quando o seu cotovelo se eleva desta maneira, alguma parte do seu corpo relaxa e é pressionada no chão. Se não acontecer isto, vocês sentirão dor no seu ombro, ou pescoço, ou em algum outro lugar. Agora parem e coloquem a mão para cima da cabeça outra vez.

Agora, por favor, explorem o chão com a mão direita novamente e vejam quais são as novas áreas que sua mão pode percorrer com muito, muito conforto. Observem que existem lugares onde vocês podem alcançar que antes vocês não tinham a intenção de tocar. Agora vejam se vocês podem ir para a direita sem esticar sua mão para a direita. Movimentem sua mão no chão da direita na sua direção e observem o que vocês precisam fazer com o seu cotovelo e o seu ombro para que possam tocar o peito com sua mão. Toquem algum lugar perto do seu peito, abaixo do peito, qualquer lugar nas costelas inferiores, qualquer lugar que seja confortável. Como vocês podem fazer o movimento de maneira confortável? Agora explorem o peito, das costelas inferiores para cima, até onde podem ir sem esforço, com a mesma qualidade de movimento, e determinem em que ponto vocês perdem esta qualidade. Em que ponto o movimento torna-se difícil. Toquem o lado do peito, não a frente. Não levantem o seu peito, deixando-o no ar. Vocês podem ver que sua mão não alcançará a parte interna das axilas? Agora alguém tentou imediatamente colocar a mão nas axilas de uma maneira diferente, assim que eu mencionei. Estas pessoas são muito sabidas, mas causam dor no seu pescoço, e no dos outros também. Agora suavemente movam sua mão na lateral do peito. Desta vez, quando vocês chegarem no ponto onde é difícil tocar, por favor, invertam seus dedos para dentro, para que possam tocar seu peito com as costas dos dedos e da mão. [Algumas pessoas do grupo não seguiram estas instruções.]

Se não temos uma linguagem para comunicação é impossível que vocês aprendam apropriadamente. Ainda precisam de um chicote, mas eu não tenho tempo de chicotear vocês, e não tenho um chicote; podem me observar um momento? Existe somente um método para as pessoas que não aprendem, que é mostrar a elas com um exemplo, para que possam repetir. Agora observem, estou colocando minha mão em volta do meu peito, mas não posso continuar. Depois eu viro minha mão para que o dorso dos dedos e da mão toquem minha lateral. Então descubro que posso ir aonde não podia ir antes, e isto foi o que pedi para vocês fazerem. Continuem até onde vocês não podem ir mais, não forcem. Vocês precisam mudar a configuração ou nunca vão conseguir levar a mão aonde pode ir. Para mudar, se vocês fizerem o que eu indiquei, querendo ou não, o ombro muda de posição e o peito se move. Alguém fez o que eu indiquei e conseguiu colocar a mão na axila imediatamente, e todos os outros que não seguiram minha idéia não conseguiriam alcançar aquele ponto, nem que se matassem.

[Moshe demonstra colocando a mão na sua axila onde é difícil e gira a mão.] Então, é simples, coloquem a mão onde é difícil, é aqui para mim. Agora observem, façam somente isto, girem, observem o que acontece com o pulso, o peito, o ombro, e quando vocês fazem isso vocês se surpreendem — oh, por que era difícil antes? Não é nada difícil. E apenas nossa cabeça que é dura! Então, isto é um exemplo. Se vocês me imitarem não aprenderão nada. Devagar, explorem o peito e qualquer lugar onde é difícil. Façam o movimento que eu fiz, mas devagar. Não movam para a esquerda ou direita, façam somente o movimento pedido e voltem. É curioso observar que se vocês fizerem três movimentos no mesmo lugar, sua mão se movimentará de uma maneira que, do contrário, não seria possível. Então, desloquem-na ao longo do peito, em todos os pontos em que é fácil movimentar a mão; em seguida, girem o pulso e levem-na onde é mais difícil. Vocês descobrirão que surpreendentemente sua mão alcançará lugares antes inimagináveis.

Agora observem somente o que acontece no ombro e coloquem a mão no chão; explorem-no, vejam como é diferente, e então toquem a parte das costelas inferiores com a palma da mão. Neste ponto, girem o pulso até que as unhas toquem as costelas e veja se podem direcionar sua mão com cuidado, suave e gradativamente, com o dorso da mão tocando as costelas, na direção da cabeça, ao longo da espinha. Se vocês não puderem, simplesmente dobrem o pulso e toquem a espinha com as pontas dos dedos. Neste ponto, façam um movimento com o pulso e levem a mão de volta para onde ela estava, levantando e abaixando o pulso para tocar as costas. Depois, levantem os dedos fechando a mão, e toquem com os dedos abrindo a mão; façam isto umas três ou quatro vezes. Observem se o esforço é enorme e fútil. Vejam se podem levantar o cotovelo e colocar as unhas tocando as costas. Movam a cabeça para o lado esquerdo, se necessário. Agora, escorreguem sua mão no lado esquerdo e vejam se podem girar os dedos na direção da cabeça — um pouquinho, não muito, e voltem novamente, devagar, e descubram o que vocês precisam fazer com o seu cotovelo, sua omoplata e seu peito para poder escorregar a parte de trás dos dedos e o dorso da mão ao longo das costelas inferiores, no lado esquerdo. Prossigam para a esquerda enquanto for fácil e para cima, sem esforço, na direção da cabeça. Desta vez, fechem a mão e levantem o pulso, apoiando-se nas articulações dos dedos. Nesta posição, observem se o seu ombro direito sobe na direção do seu nariz. Abram a mão e explorem a parte esquerda do peito com o dorso da mão e observem: vocês alcançam lugares que não alcançavam antes e podem até levar as unhas na direção do pescoço, ao longo da espinha. Observem o que os seus ombros e o seu cotovelo fazem. Deixem a mão voltar para o chão, na sua frente. Simplesmente explorem o chão e vejam quais os lugares em que consegue acesso imediato e fácil, que antes não conseguiam. Observem a qualidade do movimento e notem uma coisa extraordinária: embora vocês possam ir mais longe e com mais facilidade, para cima e para baixo, e em qualquer direção que desejarem, toquem o peito e toquem com as costas da mão, para que as pontas dos dedos alcancem diretamente debaixo da axila — vocês descobrirão que desde que podem fazer estes movimentos, vocês poderão também colocar a palma da mão nas costelas, com as pontas dos dedos tocando a axila. Antes não era possível este movimento, pois seu cérebro não sabia organizar as partes relativas para executar a ação, e as primeiras idéias que lhe vieram à mente não funcionaram. Vocês só podiam forçar e, talvez, até quebrar alguma coisa; porém, agora é fácil.

Tragam a sua mão para o chão com o braço em volta da cabeça, como fizeram antes, e levem-na para cima da cabeça, e atrás da cabeça, observando onde sua mão pode agora alcançar. Podem alcançar entre as omoplatas? Podem alcançar a omoplata direita e a esquerda com facilidade? As pontas dos dedos devem também mover-se da esquerda para a direita. Vocês só têm um caminho: o cotovelo deve levantar para poder tocar ambas as omoplatas, da mesma forma. Observem como a sua mão toca sua espinha, e as pontas dos dedos estão na direção da esquerda. Movimentem as pontas dos dedos para a direita e de uma omoplata para a outra. Seus cotovelos devem movimentar-se na direção oposta, do contrário não conseguirão. Enquanto levam a mão de uma omoplata para a outra, da esquerda para a direita, girem o pulso fazendo com que as pontas dos dedos girem para a esquerda.

Se vocês não puderem mover as pontas dos dedos, cerrem o punho e coloquem o pulso para baixo e o cotovelo para cima, para que a parte interna do pulso toque o seu corpo, e depois o levantem. Façam dois movimentos e vejam o que acontece com o movimento da mão. Vocês aumentarão o movimento um, dois ou três centímetros, só em pensar na execução. Agora, por favor, levem a mão acima da cabeça e depois para o chão, com a palma para baixo; em seguida estiquem a mão acima da cabeça, com a palma para cima, o máximo que vocês podem alcançar, sem esforço. Até onde ela vai? Não façam movimentos nos quais a qualidade muda; mas se mudar, descubram o que vocês podem fazer para restituir esta qualidade. Em outras palavras — por que vocês não podem tocar o chão com o dorso do polegar? Vocês descobrirão que isto tem a ver com o movimento do ombro e do cotovelo. Tragam o cotovelo próximo ao seu corpo e o polegar tocará o chão facilmente. Agora voltem a mão para cima e vejam: para onde precisam movimentar o ombro e a cabeça, sem girar a cabeça na outra direção? O que vocês precisam fazer com seu corpo para poderem tocar o chão com o polegar? Se o esforço bastasse, vocês já teriam conseguido. Agora coloquem as costas da mão com os dedos para cima, suas unhas na direção da cabeça, palmas para cima e depois façam algo com o resto do seu corpo. Sua mão esquerda deve permanecer deitada no chão, com a palma para cima, atrás de vocês. Ajustem o seu lado direito para que possa ir para cima, sem ter que mudar. Evitem o esforço, coloquem o seu corpo de tal maneira que não haja esforço.

É fácil observar que, num grupo grande, algumas pessoas executarão os movimentos com a maior facilidade; um já o fez neste grupo. Vocês descobrirão que a menos que a parte inferior da omoplata possa levantar-se no ar, vocês não conseguirão fazer o movimento indicado. Não imponham restrições ao seu corpo que imobilizem as omoplatas. Bem, parem um momento, menos vocês aqui, perto de mim.

[Moshe demonstra o movimento em uma pessoa para o grupo.] Coloque os seus cotovelos aqui atrás e observe que as omoplatas se aproximam. Agora faça o movimento. Você sabe por que os outros não fizeram? Observem o que ela faz com as suas omoplatas. As pontas da omoplata ascendem e permitem que os cotovelos caiam.

Agora, deite no chão e depois sente-se. Cruze as pernas e apóie-se na sua mão esquerda, colocada no chão, atrás do lado esquerdo do quadril. Agora apóie-se na sua mão direita, colocada atrás do quadril direito, e observe a diferença. Experimente novamente. Veja o que acontece com o lado esquerdo. Observe, sinta. Sua cabeça e seu peito não acompanham o movimento da sua mão. Experimente no outro lado — veja — o corpo está em rotação, facilitando o movimento. Experimente de novo com os dois lados e note a diferença. Agora deite-se de costas. Descanse. Observe como o seu ombro direito está tocando o solo, observe o braço direito, o que você sente na sua cabeça? Qual perna, qual lado do quadril, qual parte do corpo faz melhor contato com o solo? Lembre-se o que fizemos antes e movimente sua perna esquerda para a esquerda, e agora movimente a perna direita devagar, para encontrar a esquerda. Agora movimente-as juntas suavemente, como se você fosse levantar sua cabeça, como fizemos de manhã. Movimente as pernas um pouco para a esquerda e um pouco para a direita, mas observe a diferença entre o movimento para o lado esquerdo e para o lado direito. Observe o que o lado direito do peito faz, o que o lado direito do quadril faz, e volte novamente para a esquerda. Veja se suas pernas vão para a direita, um pouco mais do que antes. Para aqueles que acham o movimento difícil, façam em pequenas etapas para a direita e para a esquerda. Mas observem a diferença do movimento no peito, ombros, braços e pescoço, espinha e esterno, clavículas e articulações pélvicas, e enquanto fazem isso, qualquer esforço deve estar somente na cabeça. Para conseguirem isso em pouco tempo, precisam diminuir a força. Se podem fazer o movimento devagar, então descobrirão que o esforço desaparece.

É a pressa de fazer as coisas que interfere em muitas, muitas ações, algumas delas da maior importância. No amor, enquanto fazem amor, as pessoas não se dedicam a dar a si próprios o tempo necessário para fazê-lo. Porque na verdade mais meia hora não mata ninguém. No entanto, quase se estrangulam, é naquele momento ou nunca, e aí os problemas começam. As pessoas fazem isso não só nas suas vidas sexuais mas também em outras áreas de suas vidas. Na maioria das coisas que vão mal, uma pessoa se esforça para ir além de suas possibilidades e, conseqüentemente, sente-se inferior e incapaz de lidar com a sua vida, indo então procurar um psiquiatra. Assim, permitam que o tempo se alongue um pouco mais, isto quer dizer, faça o seu relógio funcionar um pouco mais devagar e vocês verão como a vida melhora tão rapidamente que é uma pena que o relógio não pare de uma vez — pelo menos por alguns segundos. Agora, levantem-se devagar, girando para qualquer lado que desejarem, caminhem e sintam cada lado da sua face. Qual o lado da sua face que está mais rígido e o que vocês sentem? Caminhem, observem suas pernas, seus quadris, seu peito, girem em volta de si mesmos para a direita e para a esquerda. Observem como um lado é diferente do outro, incrível! Como é que em toda a sua vida vocês nunca perceberam esta diferença em vocês mesmos? Vejam, a diferença é verdadeira, vocês todos são construídos da mesma maneira. Agora, o que vocês sentem no lado direito da sua face e para qual lado é mais fácil girar a cabeça?

Vocês observarão que o lado mais fácil está preparado para o movimento. Agora organizem seu corpo de uma maneira na qual vocês sejam generosos consigo mesmos, como eu sou generoso com vocês. Observem-se, vejam, examinem, e depois esqueçam tudo. Esqueçam. Obrigado (aplausos).

LIÇÃO QUATRO

ENGATINHAR E ANDAR

Por favor fiquem em pé e em seguida coloquem sua mão direita no chão, na sua frente. Algumas pessoas colocam a mão no chão e os joelhos estão dobrados demais, e outras o dobram muito pouco. Não importa, mas alguns estão com os joelhos esticados como se fosse uma regra ter que tocar a mão no chão sem dobrar os joelhos. Deixem os joelhos dobrarem, e para tocar o chão, a pélvis movimenta-se para a esquerda e para a direita. Vocês não podem fazer isso com facilidade, a menos que alterem a posição dos joelhos. Observem que a sua pélvis desloca-se na mesma proporção, para ambos os lados; um joelho dobra e o outro estica. Se os dois estiverem esticados, o movimento é efetuado em outra parte do corpo, e de uma maneira diferente. Com a sua mão direita no chão, movimente um pouco a pélvis para a direita e para a esquerda. A maioria das pessoas mantém a cabeça pendurada. Observem que vocês olham para baixo. Devagar, levantem e caminhem um ou dois passos e experimentem com a mão esquerda. Façam a mesma coisa algumas vezes. Parem e caminhem de novo. Agora coloquem as duas mãos no chão. Com os pés e joelhos juntos, movimentem a pélvis para a direita e para a esquerda. Parem e dêem um ou dois passos. Novamente coloquem as duas mãos no chão, com os pés separados, desloquem o pé esquerdo na direção do pé direito. Movimentem devagar e levem a pélvis para a esquerda e para a direita. Parem e caminhem. Com os pés separados novamente, coloquem as duas mãos no chão juntas. Levantem-se. Agora coloquem o pé direito perto do esquerdo. Depois dobrem os joelhos e abaixem-se e levantem-se devagar. Não se levantem de uma só vez, vão aos poucos. Parem e caminhem. Agora, coloquem as duas mãos no chão novamente e levem o pé direito um pouco para trás, para a frente, para a direita e para a esquerda. Levantem o pé direito do chão e coloquem-no num lugar onde vocês sentem que é mais confortável. Parem e caminhem. Coloquem as duas mãos no chão, agora movimentem o pé esquerdo para trás, para a frente, para a esquerda e para a direita. Agora levantem o pé direito do chão e coloquem-no no lugar mais confortável, de modo que possam agüentar o peso do corpo. Façam a mesma coisa com a sua mão direita. Repitam o movimento com a mão esquerda. Observem, vocês marcaram quatro pontos no chão, como uma impressão digital característica de uma pessoa. Assim sendo, quando vocês estiverem seguros dos quatro pontos, poderão fazer movimentos diferentes, que vocês não estão acostumados, e fazê-los com rapidez também. Parem e caminhem.

Por favor, coloquem as mãos no chão e levantem a mão direita e o pé esquerdo do chão e coloquem-nos no lugar onde melhor eles agüentariam o seu peso, com o maior conforto possível. Agora, façam a mesma coisa com o pé direito e a mão esquerda. Enquanto vocês fazem este movimento, prestem atenção à sua respiração, não mudem nada. Mantenham a respiração leve. Continuem levantando alternadamente a diagonal pé direito/mão esquerda e pé esquerdo/mão direita. Observem o seu pescoço. Ele permaneceu rígido e os olhos imobilizados? Parem e caminhem. O caminhar alivia a rigidez produzida pela não familiaridade com esta posição; assim, vamos parar continuamente para caminhar, evitando dores.

Por favor, coloquem suas mãos, no solo novamente. Levantem a mão direita e o pé direito. Ah, vejam, vocês tiveram que remover sua mão esquerda. Então quer dizer que, para começar, sua mão esquerda não estava no lugar certo. Quando um movimento é feito apropriadamente, em qualquer situação, vocês devem poder iniciar qualquer movimento, em qualquer direção, sem reorganização preliminar. Agora levantem o pé esquerdo e a mão esquerda. Parem e caminhem.

Coloquem suas mãos no chão novamente e descubram uma maneira na qual vocês possam levantar diagonalmente, e no mesmo lado, alternadamente. Levantem um pouco somente a mão direita e o pé direito. Agora, mão esquerda e pé esquerdo. Tentem diagonalmente agora. Todos os seus movimentos devem ser iniciados com facilidade, em qualquer direção. Experimentem colocar os pés mais juntos do que as mãos. Com os pés juntos e as mãos separadas, experimentem levantar diagonalmente; tanto pode ser mais fácil, como mais difícil. Agora, experimentem levantar o lado direito e o lado esquerdo. Este movimento é certamente mais fácil, pois quanto mais longe vocês colocarem os seus pés um do outro, mais será a rotação para levar o peso para o outro lado. Se os pés estão muito separados, será muito difícil levantar o direito e o esquerdo. Então, tentem deixar os pés o mais separados possível, depois coloquem as mãos no chão e levantem o pé direito e a mão direita (risadas). Podem ver como é difícil? Bem, mudem a posição. Coloquem os pés juntos um pouco e vejam. Podem notar algo muito curioso. Uma vez que entendam o princípio, é possível fazer os movimentos com os pés juntos ou separados, e/ou da maneira que desejarem. Isto é aprender; vocês têm uma livre escolha. Parem e caminhem.

Agora coloquem suas mãos no chão, novamente separadas de maneira confortável. E agora vocês aprenderão uma outra coisa. Os seus pés estão paralelos, apontando para a mesma direção? Não sabemos. Girem os pés de maneira que seus calcanhares estejam voltados para fora, o máximo possível, com as pontas dos pés próximas, formando um triângulo. Agora, experimentem fazer qualquer dos movimentos (risadas). Coloquem os calcanhares para dentro e agora experimentem, com as pontas dos pés separadas e os calcanhares juntos. Tentem os movimentos unilaterais (mão direita e pé direito ou mão esquerda e pé esquerdo) e em diagonal. É óbvio que isto dificulta a vida da gente. Agora, com os calcanhares para fora novamente no seu limite máximo, levantem os membros do mesmo lado ou em diagonal. Entre estes dois extremos dos calcanhares, encontrem a posição mais confortável. Vejam como é melhor. Seus pés não devem estar paralelos, só quando caminhamos é que usamos os pés paralelamente, nunca quando estamos parados. Se eles estão paralelos quando ficamos parados, em pé, estamos de uma certa maneira mal organizados. Caminhem um pouco e coloquem novamente suas mãos no chão, com os pés nem juntos nem paralelos, e agora coloquem os pés paralelos e vejam os dedos do pés. Podem ver como os dedos ficam tortos quando os pés estão paralelos. Agora, ainda com as mãos no chão, pulem de pés juntos. Coloquem os pés perto e longe das mãos e encontrem a posição mais confortável. Continuem pulando e observem quando os seus pés estão perto das mãos o quanto eles se abrem, e não os forcem para mantê-los em paralelo.

Vocês podem fazer qualquer coisa. Podem extirpar o núcleo dos seus olhos e podem cortar sua língua. Vejam que vocês podem cortar a língua de alguém que lhe contar uma mentira, para que nunca mais continue a contar mentiras. Foi feito isso historicamente; está sendo feito ainda em países adiantados como Irã, Paquistão, Arábia Saudita etc. Agora, coloquem suas mãos no chão novamente, com as mãos bem para a frente. Coloquem-nas para trás, perto dos pés. Encontrem uma maneira confortável de levantar alternadamente os pés e as mãos. Deve ser tão fácil levantar os pés quanto as mãos. Observem que as pernas levantam-se na mesma velocidade e na mesma qualidade das mãos e dos braços. E também a mesma preparação é necessária. Do contrário, vocês perderão o propósito do que estamos fazendo. Caminhem um pouco e retornem para a mesma posição, com as mãos e os pés na posição mais confortável possível. Coloquem as mãos no chão e observem os quatro pontos. Memorizem esta configuração. Tentem girar em volta de si mesmos, devagar, para a direita. Não deixem que o movimento interfira na sua respiração, quer dizer, não prendam a respiração, mantenham-na leve. Vocês verão que seus joelhos e seus pés apontam para fora. Não existe outra maneira de fazer este movimento. Levantem e descansem um pouco. Coloquem os quatro pontos no chão novamente e agora girem para o lado esquerdo devagar, em volta de si mesmos. Observem o que vocês precisam movimentar primeiro. E qual é o movimento seguinte? Como vocês fazem este movimento? Devagar, suavemente.

Por favor, agora parem, deitem-se no chão e descansem. Enquanto isso observem, onde sentem as mudanças? Rolem para a direita e levantem-se num só movimento. Coloquem as mãos no chão e andem para trás, observem como fazem isto. Agora andem para a frente e voltem para onde estavam. Agora coloquem seus joelhos no chão e engatinhem para a frente. Como vocês farão isso? Vocês não podem fazer o mesmo movimento que fizeram quando estavam de pé. Podem ver? É muito curioso. Agora engatinhem para trás. Agora observem, não é a mesma coisa que fizemos quando estávamos com os pés no chão; é um movimento diagonal. Engatinhamos diagonalmente. Agora coloquem os pés e as mãos no chão, caminhem para trás e observem como se sentem ao fazerem isso. Usem a maneira unilateral, e depois diagonal. Isso significa que possuímos duas maneiras de caminhar.

Os cavalos caminham diferente dos cangurus. Engatinhar em diagonal já é uma forma mais evoluída. Quando as crianças aprendem a engatinhar, assim elas estão prontas para ficar em pé. Agora, coloquem os joelhos no chão novamente e engatinhem como antes. A mão e a perna do mesmo lado vão juntas.

Alguma vez pensaram que quando um crocodilo que tem a cabeça e o pescoço de três metros deixa a água, ele vê o mundo completamente equilibrado à sua frente? Podem imaginar se, com sua cabeça tão longa, ele fizesse o caminhar unilateral, de um lado para o outro? A cabeça dele iria para a esquerda e para a direita, e ele não saberia onde estaria sua refeição, ou se algum inimigo estaria se aproximando. Assim sendo, é curioso que todas as criaturas vivas mantêm a cabeça, os olhos e os ouvidos direcionados para a sua caça e para o perigo, enquanto o corpo faz tudo o que for necessário para se defender ou fugir. Esta é a base da organização do sistema nervoso. Se não podemos nos organizar desta maneira, sentimos que temos uma má postura e péssima respiração.

Não faz diferença o quanto praticamos exercícios de respiração. De fato, o que estamos fazendo assemelha-se a certos tipos de ensinamentos espirituais, porém, nunca se percebeu que poderíamos ensinar um princípio como este a alguém. Algumas pessoas passam uma vida inteira praticando para obter a mesma sensação que conseguimos com uma única lição. E o sistema nervoso se desenvolve, como resultado. Partes que não funcionavam passam a funcionar quando conseguimos fazer este funcionamento completo, uma outra parte mais delicada do sistema nervoso se desenvolve o suficiente para dirigir este funcionamento e ajuda o corpo todo a funcionar. No começo, diferentes partes do cérebro fazem mais fácil o caminhar da esquerda para a direita, sem diferenciação entre a mão e a perna. Até uma certa idade, a criança não pode caminhar usando membros do lado oposto porque as partes do cérebro que tornam a diagonal possível ainda não estão desenvolvidas.

Algumas conservam o caminhar indiferenciado, unilateral, para o resto de suas vidas. Agora observem, por que as pessoas movimentam as mãos quando caminham? Levantem-se e caminhem. Observem, qual mão acompanha qual perna no movimento? Vocês descobrirão que não conseguem perceber qual mão vai com qual perna. Podem ver o que acontece? O padrão é igual ao engatinhar em diagonal, do mesmo modo que o crocodilo, para que a cabeça mantenha-se centralizada, mas o traseiro se movimentará para manter o equilíbrio. No nosso caso, a pélvis move-se para que a cabeça possa se direcionar na maneira desejada. Agora observem, vocês podem perceber que o movimento não é exatamente diagonal quando estamos em pé? O que se movimenta primeiro, sua mão ou sua perna? Vocês verão que se movimentarem sua mão e sua perna realmente juntas, caminharão como um soldado alemão, e o Exército russo imita o Exército alemão com as pernas esticadas, *bang, bang, bang*. Não importa se vocês sejam comunistas ou fascistas, vocês são idiotas da mesma maneira (risadas).

Somente para constatar a importância do que aprendemos, coloquem sua mão direita sobre sua perna direita e caminhem assim, para a frente. Quando suas mãos e suas pernas caminham juntas, o que precisa mover? Podem ver a quantidade de rotação que faz a sua pélvis? Coloquem ambas as mãos respectivamente nas coxas e caminhem. Este caminhar é idêntico ao engatinhar inicial. Existem pessoas que caminham assim. Algumas giram os ombros em vez de girar o traseiro. Façam isso, movam os ombros em vez do traseiro. Vocês precisam mover também sua cabeça. Agora, caminhando para a frente, movam somente a pélvis e mantenham seus olhos fixos num ponto da janela. Vocês descobrirão que movendo a pélvis, inevitavelmente os ombros se moverão. E o pequeno movimento com as mãos permite que a cabeça fique fixa naquele ponto da janela. O importante não é se constatar isso. O importante é que algumas pessoas aqui estavam vivendo em seus corpos (como me falou uma senhora esta manhã) há pelo menos mais de dez anos, e não sabiam que estavam se movimentando assim. É somente quando sabemos o que estamos fazendo que podemos fazer realmente o que desejamos. Caminhem simplesmente e percebam o que acontece agora com os braços. Agora caminhem com a perna direita na frente e o braço esquerdo atrás. Movimentem as mãos exageradamente e vejam o que acontece imediatamente com as pernas; os pés começam a bater forte no chão, como um soldado. Isto acontece porque não é possível girar a pélvis e caminhamos tentando manter a cabeça numa posição livre, para olhar para onde desejamos. Continuem movendo suas mãos para a horizontal e verão que sua pélvis não precisa se mover. Algumas pessoas acham isso bonito (risadas). Não convém dobrar os joelhos. Então vocês não são nem fascistas, nem comunistas; devem ser uma perna esticada com o pé batendo.

Coloquem as mãos no chão novamente, pés e mãos separados confortavelmente. Vejam que além de existirem quatro pontos de apoio, existem também quatro linhas: a linha que conecta as mãos, a linha que conecta os pés e duas linhas que conectam cada mão a um pé. Mantenham esta posição e escutem primeiro: levantem o pé direito do chão e dobrem o joelho direito para poder girar a pélvis e sentar olhando para a esquerda. Seu joelho direito precisa cruzar a linha entre a mão esquerda e a perna esquerda, para se acomodar no chão, mantendo as mãos ainda nos seus lugares. Voltem a ficar "de quatro". Experimentem o movimento: levantem o pé direito do chão e dobrem o joelho, girem a pélvis para a esquerda, permitam que o joelho cruze a linha entre a mão esquerda e o pé esquerdo, acomodem a perna no chão, enquanto sentam-se em ângulo reto, olhando para a esquerda.

Vejam bem, é complexo porque é realmente simples, mas como não sabemos o que estamos fazendo, fica muito difícil expressar em palavras. Agora, façam devagar e vejam o que acontece. Suavemente, aprendam vocês mesmos, silenciosamente. Se vocês não conseguirem, olhem para os outros e vejam que se vocês não colocarem sua coxa direita e o joelho direito completamente no chão, provavelmente a pélvis cairá no chão. A pélvis faz uma curva contínua e simples. Mas é sua pélvis que impulsiona o movimento, e se estiver descontrolada, como vocês poderão usá-la? Façam um movimento simples, fácil, confortável, de modo que não se demorem para executá-lo. Se vocês caírem sua respiração ficará presa. Devagar, assim está bom.

Por que não caminham um pouco e percebem como seu caminhar está diferente? Fizemos somente alguns movimentos, mas já é possível sentir algo diferente na maneira de se caminhar, notando-se a perna direita, a perna esquerda e a pélvis. Deitem-se no chão e observem qual parte, que lado do quadril, qual lado da pélvis está em melhor contato com o solo. As partes do seu corpo que estão em melhor contato com o solo são os lugares do corpo que já cessaram de executar trabalho inútil. Agora, rolem para um lado e levantem-se voltando para ficarem novamente "de quatro". Imaginem fazer o mesmo movimento com a perna esquerda. Primeiro, pensem em todas as etapas do movimento, para quando for fazê-lo este seja tão perfeito quanto vocês imaginaram. Vocês já fizeram todos os erros no outro lado, já conhecem os erros, já sabem o que estão fazendo e, se já sabem o que estão fazendo, devem fazer exatamente o que desejam no lado esquerdo. Se vocês cometerem um um erro, não será um desastre. Nós todos erramos durante toda a nossa vida, apesar de toda aprendizagem. Assim, imaginem bem o movimento e depois experimentem fazê-lo. Vocês perceberão que o lado em que vocês imaginaram o movimento é mais fácil e confortável do que o lado no qual vocês aprenderam a fazer o movimento.

Agora, por favor, coloquem-se "de quatro", novamente com as mãos e os joelhos no chão. Imaginem o movimento uma vez para a esquerda e uma vez para a direita. Repitam o movimento para os dois lados. Agora levantem-se suavemente e tentem melhorar o movimento desta vez, fazendo-o de um lado para o outro suave e continuamente, sem cair ou pular. Observem o que sua pélvis faz e como sua cabeça mantém-se praticamente no centro. Se vocês aumentarem a velocidade do movimento de um lado para outro, perceberão que a cabeça ficará exatamente no centro. Existem pequenas e curiosas diferenças que fazem uma enorme diferença e as pessoas não percebem. Continuem fazendo o movimento e, enquanto isso, observem o que acontece quando vocês levantam o pé do chão e o que acontece com a pélvis, olhem para cima e para baixo. Agora não levantem o pé e percebam o que acontece. Se vocês não levantarem o pé, este pequeno detalhe faz uma diferença enorme. Descubram vocês mesmos se não levantarem o pé, sabe-se lá onde a pélvis vai se sentar; de fato, talvez consigam um metro de distância entre uma posição e a outra. Vocês já notaram que músculos diferentes, reagem de maneira completamente diversa em situações diferentes? No entanto, algumas pessoas não conseguem perceber as diferenças. Agora, levantem o pé e observem como a pélvis acomoda-se praticamente no mesmo lugar, entre as duas mãos e as duas pernas. Deitem-se no chão e descansem.

Observem onde sua respiração começa. Quando o ar entra, qual parte do seu corpo movimenta-se primeiro? E qual parte entra em movimento gradualmente depois; vocês perceberão que a parte que se movimentou primeiro quando o ar entrou também se movimenta antes, quando o ar começa a sair.

Muito bem, por favor coloquem-se apoiados "de quatro" novamente e vejam que, ao se sentarem para a direita, levantando o pé esquerdo, sua mão direita não será necessária. Façam o movimento para a direita, passando o joelho entre a linha da direita, levantem a mão direita e voltem, recolocando a mão direita no chão e levantando o pé direito, que se desloca para o lado esquerdo, passando o joelho pela linha esquerda, enquanto levantam a mão esquerda. Observem que se vocês levantarem e deslocarem demais a pélvis, não farão o movimento desejado. Vejam que a pélvis deve terminar no chão, exatamente no meio da linha que conecta as mãos, que é o mesmo lugar entre os pés quando estamos em pé. Na verdade, se passarmos uma linha de prumo pelo seu sexo, o ânus estaria sentado nesta linha. Agora, fazendo o mínimo movimento possível, troquem as pernas, dando um pequeno impulso para fazer isso. Dêem um impulso e levantem uma mão passando o joelho para o outro lado.

Agora, aqueles que estão cansados, imaginem estar colocando suas mãos no chão. Ao se imaginar o movimento cuidadosamente, consegue-se um desenvolvimento maior do que ao se fazer 50 movimentos. Não façam nada, só pensem, depois levantem sua mão e recoloquem-na de novo no lugar, enquanto mentalizam este movimento; levantem a pélvis e de uma só vez mudem de lado. [Moshe comenta sobre uma pessoa do grupo.] Não, esta não é uma reflexão cuidadosa, seu pensamento foi interrompido pela parada da sua respiração, o pensamento não se completou. O processo todo deve ser imaginado. Mesmo que leve mais de um minuto para pensar em todos os detalhes, da próxima vez você só levará dez segundos, então você poderá executar o movimento sem estar cansado. Escolha uma posição correta para imaginar, para lembrar ao córtex intencional o padrão completo. Agora, faça o movimento o mais rápido possível, com os pulinhos de um lado para o outro, sem confusão e sem pressa. Vocês, na maioria, estão tensos e com pressa. Tentem distinguir entre fazer rápido e fazer com pressa. Coloquem-se apoiados "de quatro", como no começo. Agora, observem a sensação ao levantar-se o pé direito e a mão direita, e experimentem levantar diagonalmente. Levantem as duas mãos e os dois pés. Levantem e caminhem. Podem ver como tornaram o impossível possível, o difícil se tornou fácil e o fácil se tornou confortável? Agora vamos descansar, pois já fizemos mais de uma hora de trabalho (aplausos).

LIÇÃO CINCO

ROLANDO COM AS COSTELAS

Deitem-se no chão, com as pernas separadas um pouco além da distância dos ombros, mas não muito mais. Cruzem os dedos das mãos e coloquem-nos sobre o peito, na altura das costelas inferiores, onde for mais confortável. Bem devagar, levantem o seu cotovelo direito, suavemente, mantendo o pulso da mão direita no lugar. Suas mãos estão em ângulo reto com o seu corpo. Acentuem um pouco o movimento, isto é, levantem seu cotovelo mais um pouco, mas continuem fazendo um movimento delicado. Agora, o que vocês poderiam fazer para melhorar o movimento, tornando-o mais fácil, mais leve e logicamente mais amplo?

Observem; onde está a dificuldade? Em que ponto vocês interferem no movimento do cotovelo? O cotovelo distancia-se do seu corpo, ao levantá-lo? Deve se distanciar ou se aproximar? Vocês podem ver que esta posição coloca os braços num ângulo de 35 graus em relação ao corpo. O peito está mais alto. Assim sendo, o cotovelo deve primeiro distanciar-se do corpo, se vocês quiserem levantá-lo, pois está numa posição mais curta.

Muitos de vocês fazem algum movimento com os seus ombros, clavículas e com o peito, que interfere ao levantarem o cotovelo. Se o cotovelo não se distancia do corpo, o movimento é difícil e vocês nem percebem. Como podem ver, muitos de nós somos condicionados de tal forma que levantamos também o pulso, que é um movimento inútil e sem necessidade. Se vocês levantarem o pulso, não poderão levantar o cotovelo mais alto, e se tentarem levantam mais alto, sua mão também se levantará. Em outras palavras: muitos ombros não se movimentam, não utilizando o seu potencial completo.

Vocês viram isto ontem quando exploramos o chão em sua volta. O seu braço direito mudava quando vocês traziam o movimento, porque o movimento permitia que o ombro e a clavícula se distanciassem do peito. Por favor, agora parem, experimentem com o cotovelo esquerdo e sintam a diferença. Agora com os dois cotovelos juntos.

Agora com os dois cotovelos levantando acima da cabeça. Suas cabeças incluem o crânio, a face, o cabelo; enfim, levantem toda a cabeça. Agora seus cotovelos vão se levantar acima do peito, sem que os pulsos se ergam, e a parte inferior do peito torna-se mais plana. Isto é importante para suas costas, quando a parte lombar está sendo pressionada no chão.

Agora vocês perceberão uma coisa curiosa. Façam o movimento com a ajuda da sua cabeça novamente e vejam como os cotovelos se abrem e como estão distantes do chão. Uma vez que experimentem o movimento com a cabeça levantada, podem fazer o mesmo movimento com os cotovelos, sem a ajuda da cabeça. Experimentem e verão que podem levantar os cotovelos a mesma distância do chão. Na verdade, não é a cabeça que faz a diferença. A diferença está na pressão do peito contra o chão e ao se levantar dos ombros. Suas costelas na parte de trás e seu corpo se organizam como se a cabeça estivesse levantada. A aprendizagem acontece em 10 segundos. Agora, façam novamente o movimento com e sem a cabeça e vejam se vocês podem executar igualmente o movimento, das duas maneiras. Parem e estiquem os braços, observem o que aconteceu com as omoplatas, com a respiração e com a maneira que seus braços descansam.

Cruzem os dedos novamente, mas, desta vez, de maneira inabitual, entrelacem os dedos assim (Moshe demonstra): o polegar direito acima do esquerdo com os dedos cruzados é uma maneira e o polegar direito embaixo do esquerdo, com todos os outros dedos se reorganizando também é outra maneira; uma é comum e a outra não. Cada pessoa determina o que é ou não comum na sensação que experimenta. Agora entrelacem os dedos da forma inabitual e coloquem-nos sobre o peito na parte das costelas inferiores, levantando os cotovelos o máximo possível. Quando os cotovelos estiverem o mais abertos que conseguirem, levantem a cabeça e vejam se, ao levantarem a cabeça, os cotovelos podem levantar mais um pouquinho. Agora, levantem só o cotovelo direito, enquanto a perna direita desloca-se para encontrar a esquerda, até que o cotovelo aponte para o teto. Imaginem o movimento primeiro, algumas vezes, depois experimentem fazê-lo. Em seguida, imaginem que vocês vão rolar para a esquerda, e deixem todo o seu corpo rolar para a esquerda. Não executem todo o movimento da primeira vez, pois vocês poderão deixar a coluna e o peito para trás na tentativa. Parem um momento e observem como vocês estão.

Agora, em vez de entrelaçar os dedos, coloquem o cotovelo direito na dobra do cotovelo esquerdo. Seu braço esquerdo ficará por baixo do braço direito e sua mão esquerda toca o lado direito do corpo. Façam o mesmo movimento que fizeram antes, procurando rolar para a esquerda enquanto levantam o ombro e o cotovelo direito. Ao rolar para a esquerda se apoiarão no braço esquerdo e as costas da mão direita afasta seu cotovelo direito. Se vocês fizerem devagar, acontecerá espontaneamente desde que seu sistema nervoso sinta a necessidade de fazer isto. Continuem e observem como o seu corpo vai para a esquerda. Tentem ajudar com o cotovelo direito, levantando-o para cima, para impulsionar o movimento e rolar gradualmente. Retornem e observem o que está acontecendo com seu peito. Está agora mais plano, como quando suas mãos estavam nas costelas inferiores — e suas costas estão mais arredondadas, não estão esticadas. Isto é o que torna possível rolar. Continuem o movimento e observem que seu corpo fica mais longo e seu peito fica diferente. Quando vocês rolam, qual é a parte do seu corpo que começa a rolar primeiro? Observem que ao começar a rolar, suas costelas, sua espinha e seu peito ficam numa organização peculiar para executar o movimento mais facilmente. Continuar a rolar deve ser tão fácil quanto começar a rolar. Observem o que vocês fazem com sua cabeça, ao terminar o movimento. Talvez levantem a cabeça ao começar a rolar, tornando assim o movimento completamente contínuo.

Vocês se lembram quando falamos sobre o tônus? Como o corpo se contrai? Quando alguma coisa é difícil, há uma desorganização. Lembram-se do que falamos sobre aprendizagem? Que para aumentar sua sensibilidade vocês precisam aumentar sua organização. E que pela organização a contração dos músculos menores e maiores é igual. Quando o movimento é fácil e leve, todo o corpo está se contraindo, da mesma forma, com a mesma intensidade. Como dissemos antes: não podemos medir a quantidade de trabalho de um músculo, somente sua desorganização. A desorganização cria uma sensação desagradável de dificuldade.

Agora mudem a posição dos braços, dobrando o esquerdo no braço direito, e pensem em rolar para o lado direito. Coloquem o corpo alinhado no centro, do contrário não aprenderão nada. Estamos fazendo um movimento simétrico ao que fizemos antes. Obviamente, suas pernas de alguma maneira acompanham seu corpo no movimento. Não movimentem as pernas de uma só vez. Se fizerem isso, estarão fazendo algo que não entendem. Quero que façam algo que sintam; assim, lembrem-se o que fizeram quando rolaram para a esquerda. Deixem que seu corpo faça isso agora, no lado direito. Suas pernas não podem permanecer no lado esquerdo. Se elas ficarem no lado esquerdo, vocês estarão mudando o movimento. (Para algumas pessoas do grupo.) Vocês não estão rolando para a direita e para a esquerda; vocês estão rolando torto. Por favor descansem. Agora corrijam sua posição, colocando-se no centro, com as pernas no centro também, cruzem os dedos e coloquem as mãos cruzadas sobre as costelas inferiores. Agora, levantem seu cotovelo direito e rolem suavemente para a esquerda. Observem somente como vocês se organizam para rolar.

Qual a parte do corpo que rola por último? Deitem-se novamente. Por que vocês rolam com os joelhos juntos, como uma criança vítima de paralisia, que não pode separá-los? Estão tentando proteger sua inocência (risadas)? Observem o que vocês fazem. Suas mãos participam deste movimento?

Rolem só para um lado e permitam que sua mão deixe a posição inicial; vocês descobrirão que somente o pulso precisa se distanciar. Agora, levantem o cotovelo direito e rolem para a esquerda e verão que não poderão fazer isto, a não ser que o seu cotovelo esquerdo distancie-se do corpo. Fiquem no lado esquerdo, observem o que suas mãos precisam fazer. Para rolar assim as palmas precisam virar para cima e distanciam-se do corpo. Descubram em que ponto da rotação elas precisam girar, para facilitar a rotação. Agora imaginem, enquanto rolam para esquerda, que podem esticar o cotovelo direito. Estendam-no um pouquinho; isto facilitará o rolar. Mudem o entrelaçar dos dedos e façam a mesma coisa com o outro lado. Vocês podem esticar o cotovelo sem afastar as mãos do corpo, e com as palmas para fora. Agora, rolem para um lado e para o outro.

Parem e coloquem novamente sua mão direita na dobra do cotovelo esquerdo e sua mão esquerda por baixo, rolem para a esquerda e mantenham-se nesta posição. Movam o cotovelo direito para longe do corpo. Agora, esvaziem o abdômen e encham-no. Esvaziem o peito. Quando vocês esvaziam o abdômen, as mãos e os cotovelos se distanciam do corpo. Ao mesmo tempo, acontece algo na sua espinha que é benéfico. Esvaziem o abdômen enquanto movem o cotovelo; se os cotovelos não se moverem é porque o abdômen não está realmente vazio. Dobrem os joelhos um pouco mais, do contrário sua preocupação com o equilíbrio interferirá no movimento. Enquanto esvaziam o abdômen, observem que precisam mover o peito e devem se deformar de uma maneira peculiar. Se prestarem bem atenção, perceberão que desejarão dobrar onde normalmente não dobram. Quero dizer que deixem a espinha fletida, pois isto ajuda os ombros a se movimentarem para a frente. A inabilidade de executar este movimento explica por que era difícil levantar os dois ombros no começo. Agora mudem as mãos e rolem para o outro lado, devagar. Continuem o mesmo movimento neste lado. Logicamente, o seu cotovelo esquerdo afasta-se do corpo, enquanto esvazia o abdômen e as costelas são pressionadas. Isto muda a curvatura das costas de uma maneira que só atletas peritos, acrobatas e bebês podem fazer. Isto é, antes de serem ensinados por professores e pelos pais, como se comportar corretamente. Observem uma criança na idade de dois ou três anos, que ainda não se deformou, vejam como caminha. É um prazer vê-los se movimentar, como gatinhos. Agora, observem que quando seu abdômen é esvaziado, sua cabeça e seus ombros vão na direção inferior do seu corpo, a pélvis gira levemente e a espinha vai para trás. Vocês se curvam como se sua cabeça fosse tocar seus joelhos.

Agora, devagar, estiquem seu corpo e rolem para deitar-se de costas. Entrelacem os dedos e coloquem as mãos sobre as costelas inferiores. Levantem os dois cotovelos e sua cabeça e observem como é o movimento agora. Comparem com o movimento que vocês tentaram fazer no começo da lição. Isto mostra como seus ombros, clavículas e omoplatas deviam se movimentar sempre, durante toda sua vida. Descansem deitados.

Agora sentem-se e cruzem as pernas. Entrelacem os dedos e coloquem-nos sobre o umbigo. Abaixem sua cabeça e levem os dois cotovelos para a frente. Entrelacem os dedos, coloquem as mãos no umbigo e ponham ambos os cotovelos entre as pernas. As pernas devem estar separadas o suficiente para permitir o posicionamento dos cotovelos. Porém, se for difícil, comecem com um cotovelo e, gradualmente, coloquem o outro também. Vocês descobrirão que após algumas tentativas os dois cotovelos poderão ser colocados entre os joelhos, sem dificuldade. Agora, devagar e suavemente, apertem os cotovelos com os joelhos, organizando o resto do corpo para auxiliar. Será necessário curvar a coluna e trazer a cabeça para baixo. Uma pessoa normal deve ser capaz de unir os cotovelos desta maneira. Porém, para a maioria, é muito difícil. Podem ver que estamos longe de usar o tórax apropriadamente. É o tórax que liga a pélvis, que é a nossa fonte de força, com a cabeça, que é a fonte do movimento orientado e intencional. Com o uso inapropriado do tórax esta ponte não funciona; assim sendo, na verdade nunca realmente tentamos fazer aquilo que realmente desejamos. Sempre fazemos aquilo que alguém acha correto para nós. No meu caso, isto se deu desde a minha infância, até os anos de faculdade, fazendo assim com que a ponte de conexão fosse destruída. A possibilidade de fazer o que desejava era eliminada através da dificuldade de estabelecer o elo entre a força e a intenção, que seria o movimento apropriado do tórax. Ida Rolf compreendeu isto quando criou suas lições, pois ela fez a primeira lição, não na cabeça nem na pélvis, mas sim neste elo de conexão. E se perguntássemos por que ela fez isto, nos diria que sentiu estar à procura da maneira mais eficiente de começar.

Mudem as mãos e entrelacem os dedos da maneira inabitual, e novamente coloquem um cotovelo e depois o outro entre os joelhos. Vocês se surpreenderão ao verem depois de alguns movimentos que podem tocar o chão. Vão devagar. Cheguem lá com o máximo de facilidade, sem forçar. Agora, coloquem ambas as mãos dentro dos joelhos e verão como é fácil. Algumas pessoas perceberão que com as pernas abertas assim elas podem tocar o chão com ambos os cotovelos. Observamos também que há grupos de pessoas que podem fazer isto desde o começo.

Ali está um homem de barba que fez o movimento errado. Ele simplesmente executa o que aprendeu no passado. O senhor acha que é aconselhável esticar a coluna assim até que fique doendo por uma semana? Assim você está se machucando e sofrerá dores nas costas amanhã! Então, pense, como precisaria organizar seu corpo para fazer o movimento sem se machucar? Assim é melhor. Enquanto faz o movimento com o braço esquerdo, tente levantar a perna esquerda um pouquinho. Faça dois movimentos consecutivos com a esquerda e depois com a direita. Então você poderá tocar o chão. Mas se você forçar, estará somente prejudicando sua coluna e não tocará o chão.

Agora pensem em levantar sua perna direita, enquanto seu cotovelo direito vai tocar o chão. Ao levarem o cotovelo direito para o chão, pensem em levantar sua perna esquerda. Levantem-na duas vezes e observem como o seu cotovelo direito toca o chão. Façam o contrário, várias vezes, com o cotovelo esquerdo e a perna direita. Devagar. Agora tombem o corpo de um lado para o outro, como se estivessem se balançando da esquerda para a direita, tocando com um cotovelo e o outro. Coloquem ambos os cotovelos entre os joelhos e vejam até onde vocês podem ir em direção ao chão e o quanto podem apertá-los com os joelhos. É incrível que as mulheres gordas e também as idosas podem fazer isso aqui. Será um elogio ou um insulto ser idosa e gorda? O que vocês acham? É um insulto na cabeça de pessoas com um padrão egoísta, demasiadamente vaidosas. Não podemos ser muito diferentes do que somos; então quanto mais aprendermos a gostar de nós, da maneira que somos, tanto melhor será a nossa vida.

Agora parem este movimento. Cruzem os braços, curvem-se e rolem com a pélvis para trás, até deitarem na pélvis completamente, mas sem deitar-se de costas. Com as pernas indo na direção do seu corpo, rolem para trás, mas não se deitem. A diferença entre deitar-se e sentar-se é menor do que vocês pensam. Encontrem a diferença mínima entre sentar e deitar. Sentem-se, e agora deitem-se. Vocês podem ver que, a menos que todo o seu corpo participe, dos dedos dos pés até a cabeça, vocês não podem sentar ou deitar como desejam. Experimentem de novo. Não prendam a respiração. Vocês não podem deixar somente a parte superior do seu corpo dobrar-se. O corpo todo participa com movimentos minúsculos, sem criar grandes mudanças na configuração. Quando vocês se deitam, a pélvis e a área lombar da coluna tocam o chão. Coloquem sua cabeça no chão e descansem. Agora, vocês estão deitados. Reorganizem todo o seu corpo e sentem-se. Observem a maneira como sua pélvis toca o chão ao se deitarem e sentarem. De algum modo, se vocês mudam a posição, estão sentando, e da outra, estão se deitando. Seus joelhos devem estar abertos. Aqueles que se sentam com facilidade mantêm os joelhos nas laterais, sempre separados. As pernas são como dois tentáculos fazendo o equilíbrio com a cabeça e os ombros. [Moshe responde a uma pergunta.]

A maioria das pessoas não pode curvar as costas apropriadamente para fazer este movimento possível. Assim, estamos primeiro fazendo coisas para possibilitar o movimento. Se tivéssemos começado pelo que estamos fazendo agora, ninguém conseguiria.

O movimento deve ser reversível. Vocês devem ser capazes de parar e iniciar em qualquer ponto. Se vocês permitirem que seu corpo todo esteja presente em sua mente, dos dedos dos pés até a cabeça, então o movimento será absolutamente fácil. Agora coloquem suas mãos para a frente e seus pés também para a frente e tentem de novo. Ao se levantarem para sentar, podem alongar os braços e os joelhos. Depois, tudo se dobra novamente para deitarem outra vez.

Já é o suficiente.

Por favor levantem-se devagar. Coloquem ambas as mãos no chão e fiquem "de quatro" como antes. Observem a facilidade com a qual suas mãos chegam ao chão agora. Observem o quanto vocês se dobram. Olhem este cavalheiro, o mais idoso da turma. Ele executa o movimento tão bem quanto todos os outros. Observem como os joelhos dele estão separados, e como estão os pés. Quando começamos hoje de manhã, lembram-se como ele fazia o movimento com os pés juntos? [Para o cavalheiro.] Faça o movimento como o fez esta manhã, quando não podia fazê-lo. Está muito bem feito (risadas). Agora você dobra os joelhos; esta manhã, não podia fazer isso. De qualquer maneira, foi quem progrediu mais dentre todos vocês porque ele começou com joelhos e pés mal posicionados e agora ele faz o movimento tão bem quanto todos vocês. Podem ver que não tem nada a ver com idade — tem a ver com a habilidade de aprender. Isto quer dizer com a qualidade do cérebro somente. Muito obrigado (aplausos).

LIÇÃO SEIS, PARTE I

OS BRAÇOS EM CÍRCULO

Por favor, deitem-se no seu lado direito; deixem o braço direito no chão, com palma da mão para o teto. Agora por favor movam o braço como está. Movam-no para onde desejarem, em volta, para sentirem e explorarem o chão. Primeiro movam-no em arco, na direção da cabeça, e na direção das pernas. Agora mais perto do corpo, porém comecem com a palma da mão para cima. Podem deixar a palma encostada no chão, porém observem os lugares onde a mão pode alcançar somente com a palma voltada para o teto, ou seja, com o dorso da mão no chão. O cotovelo pode esticar e dobrar, descubram vocês mesmos. A mão direita deve estar sempre com a palma ou com o dorso no chão, e não as pontas dos dedos.

Agora observem que obviamente vocês não podem ir além do que a cabeça permite. Sua mão esquerda pode ser colocada em qualquer lugar onde seja necessário. É possível levar a mão direita a qualquer lugar, mas não devem limitar-se só com a palma ou só com o dorso da mão. Existem na coluna vertebral pontos precisos onde a mão deve girar relativamente. Se vocês não virarem a mão, não poderão explorar certos espaços, nem que se matem.

Continuem mais acima, até irem além da cabeça. Vocês precisam levantar a cabeça levemente, para permitir a passagem do braço por baixo dela, e em seguida devem colocá-la de novo no chão. É um movimento feito por todo o seu corpo. Observem como outras partes do seu corpo cooperam com o movimento. Por que vocês mantêm o braço esquerdo com a mão no bolso ou tocando o seu traseiro? Por que vocês não esticam o braço direito acima da cabeça? Se vocês não precisam do braço esquerdo, então por que vocês precisam da sua cabeça? Não poderão fazer nada sem mobilizar o seu corpo inteiro. E seu braço direito não precisa estar esticado o tempo todo. Porém, devem alcançar o seu limite. Vocês podem alcançar atrás de vocês? Não? Estão vendo? A limitação está na sua mente, não no seu corpo.

E por que vocês não podem dobrar seus joelhos? Se vocês precisam se equilibrar, podem também explorar o chão.

Por favor, coloquem a mão direita à sua frente, no chão, com o dorso da mão tocando o chão. Tragam o cotovelo próximo ao seu corpo. Vocês podem empurrar o cotovelo por debaixo do corpo? Ah, podem? Se vocês usarem sua mão esquerda para se apoiarem e todo o seu corpo cooperar com o movimento, verão que isto é possível. Coloquem sua mão esquerda no chão, onde é fácil e confortável. Agora organizem-se fazendo com que o cotovelo passe por debaixo do seu corpo facilmente. Ajudem com sua cabeça, pélvis e pernas. Continuem com a maior facilidade possível, introduzindo primeiro o cotovelo, quando empurrarem o braço para trás, e quando retornarem, as pontas dos dedos devem passar antes, pelas costelas. Pensem então: por que não me ocorreu explorar o chão atrás de meu corpo? Observem se vocês prendem a respiração. Ou se respiram fortemente. Se assim for, obviamente vocês não estão fazendo o melhor que podem fazer. E se não estão fazendo, quando conseguirão? Mais tarde deverão fazer melhor que agora. Usem suas mãos para facilitar o movimento. Depois vocês podem fazer o movimento sem a ajuda da mão esquerda e conseguirão o mesmo resultado. Agora, façam o movimento, mas de forma que seja possível interrompê-lo a qualquer momento e continuá-lo sem prender a respiração ou ter que respirar diferente. Então, vocês perceberão que o meio do seu corpo, o peito e o meio da coluna fazem exatamente o que aprendemos a fazer hoje de manhã; assim contraiam o abdômen para auxiliar o movimento. Agora que vocês já podem passar sua mão por debaixo da cabeça e por debaixo do corpo, poderão fazer um círculo completo, virando a mão nos pontos precisos, relativos à sua coluna.

Façam este círculo completo sem parar, de maneira leve e contínua e sem pressionar o solo demasiadamente. Será que vocês podem se organizar de tal maneira que sua mão possa deslizar no chão com a mesma pressão da palma e do dorso da mão? Mas não deixem sua mão embaixo da pélvis; deixem-na no chão.

Agora sigam a direção contrária, prestando atenção àquelas partes do seu corpo que devem cooperar com o movimento. Sua cabeça levanta somente no momento preciso em que seu braço passa por debaixo dela. Sua respiração deve ser mantida leve, e o movimento, o mais uniforme possível. Se suas pernas se contraírem, sem querer vocês prenderão a respiração.

Parem, deitem-se de costas, coloquem ambos os braços ao lado do corpo. Observem a sensação no seu braço direito. Observem também a sensação no braço esquerdo, na omoplata direita e esquerda. Observem a diferença entre estas partes do seu corpo. Agora, rolem para o lado esquerdo e levantem-se. Observem qual braço vocês sentem estar mais longo? Qual é a diferença entre seu ombro direito e o esquerdo? Agora separem os pés um pouco e sintam qual está mais para a frente. Fechem a mão direita e levantem o braço direito, colocando a mão e o braço no mesmo plano. Iniciem um círculo com o braço e aumentem a velocidade gradualmente. Mantenham os joelhos confortáveis, e também a pélvis, permitindo que sua cabeça e olhos acompanhem a mão cerrada no movimento circular, na lateral do corpo. Aumentem a velocidade. Agora observem que quando a velocidade é grande, sua cabeça mantém-se estacionária. Em seguida mudem a direção do braço, façam o círculo para o outro lado. Pensem em como aumentar a velocidade, sem se atrapalhar ou fazer com pressa. Vocês verão que não podem aumentar a velocidade, a menos que envolvam também a pélvis no movimento junto com os joelhos, os tornozelos, os dedos dos pés, a respiração; enfim, tudo o que vocês possuem no seu corpo para cooperar no movimento. Assim, todo o corpo tem que participar para aumentar a velocidade do círculo feito pelo braço direito. Parem. Caminhem um pouco, devagar. Comparem a sensação entre o seu braço direito e seu braço esquerdo. Observem a diferença entre o lado esquerdo e o direito do seu corpo. Comparem a perna direita e a esquerda (risadas e comentários).

LIÇÃO SEIS, PARTE II

FAZENDO CÍRCULO COM O QUADRIL

Por favor, deitem-se no seu lado direito. Dobrem os joelhos normalmente. Queiram ficar assim. Agora levantem o seu joelho esquerdo e tragam-no para perto do seu peito e depois afastem-no do chão, na direção do teto. Faça um pequeno círculo no ar com o joelho esquerdo. Levantem-no na direção do peito e para cima, na direção do teto, e aumentem o raio do círculo. Porém, observem que alguns de vocês interrompem o círculo assim que o joelho vai além do corpo. É impossível fazer um círculo completo se vocês só permitirem que o joelho vá um pouco além do corpo. O que estão fazendo é meio círculo e uma linha reta na lateral do corpo, descendo para baixo. Se você desejam um círculo, precisam descobrir os recursos que lhes permitirão continuar o círculo. Existe somente uma maneira de fazer isso.

É curioso, vocês não estão encontrando esta maneira. Façam o que quiserem, porém façam o maior círculo possível com o joelho esquerdo, mobilizando tudo o que for necessário para isto. Não mudem a direção do círculo, sigam a mesma direção e completem o círculo. A propósito, a questão de fazer o círculo com o pé não existe; o joelho deve ser o ponto mais alto do círculo. Este movimento é similar ao que fizemos antes com o cotovelo e depois com o braço todo. Se vocês não alcançarem o chão com sua coxa esquerda, não farão o círculo. Em outras palavras, vocês precisam envolver o resto do seu corpo no movimento. Sua coxa deve ir para o lado e para o chão. Mas não coloquem o seu pé no chão. É incrível que tantas pessoas possuam tão poucos recursos dentro de si... O que vocês faziam com seus corpos todos estes anos? Vocês não sabiam que possuíam pernas, cabeças e braços? Então, já é tempo de perceberem isto.

Agora façam um círculo uniforme. Podem alcançar todos os pontos? Não poderão, se sua coluna estiver contraída. Devagar. Vocês descobrirão que precisarão virar e mover sua coluna entre os ombros e o peito. Para alguns, esta região do corpo está tão imobilizada e inacessível que já não possuem idéia nenhuma de que é uma região necessária para o movimento completo e apropriado do tórax.

Parem um momento. *Pensem* em como vocês estão fazendo o movimento. Por favor, levantem o joelho esquerdo da posição em que se encontra agora, e levem os joelhos para o lado esquerdo, até que a lateral da sua coxa esquerda toque o chão. Todo o seu corpo deve se organizar de uma maneira não familiar. Agora comecem a fazer um círculo com o joelho esquerdo, na direção contrária. Agora podem ver como não conseguem fazer um círculo completo, a menos que toquem o chão com a perna esquerda? Vocês poderiam fazer um movimento circular muito maior se a sua pélvis estivesse em cima de uma grande almofada. Então, seu joelho poderia mover-se mais amplamente. Continuem o movimento e observem quais as partes do seu corpo que não permitem que vocês façam o movimento apropriadamente.

Estiquem ambas as pernas e deitem-se de costas. Sintam a diferença entre um lado do quadril e o outro. Agora observem com atenção qual é a linha de pressão que vai de seu quadril esquerdo até sua omoplata direita? Vocês podem sentir no chão a diferença entre esta linha de pressão e a linha de pressão que une o lado direito do quadril e a omoplata esquerda? Agora, por favor, rolem para o lado contrário que vocês rolaram antes e levantem-se. Caminhem e observem qual é a sensação de andar com um quadril que está fazendo o que um quadril deve fazer. Observem a diferença entre a perna esquerda e a direita, e também, entre o lado esquerdo e o lado direito do quadril. Parem em qualquer lugar e comecem a circular o seu punho direito, como fizeram antes; façam alguns círculos para uma direção e depois para outra. Simplesmente observem como está este movimento agora. O que o quadril esquerdo faz neste movimento? O que faz a perna esquerda? O movimento é, agora, mais fácil? O círculo está diferente de antes? Observem a graciosidade do movimento e sua continuidade, como estão? Vejam o que o joelho esquerdo e o lado esquerdo do quadril fazem para tornar o movimento possível. Agora aumentem a velocidade do movimento e observem se esta é a mesma velocidade que vocês podiam alcançar antes ou se estão conseguindo se movimentar com mais rapidez. Ah!, olhem isto; a velocidade média de todos vocês aumentou nitidamente. Mudem a direção. Vocês podem manter sua respiração leve? Parem e caminhem um pouco. Observem quanto movimento existe entre uma perna e outra. Qual perna dá um passo maior? Observem que não é necessariamente a perna com a qual trabalhamos que está melhor, pois o movimento com uma perna pode melhorar a outra. Sua junta do quadril direito pode não permitir o movimento esquerdo e vice-versa. Assim, não é suficiente pensar, vocês podem se enganar. Então, a questão é: observem o que vocês estão realmente fazendo. Agora andem para trás e observem o que acontece. Qual perna dá o melhor passo? Caminhem para a frente.

Agora parem em qualquer lugar e façam o seguinte: movimentem sua perna direita para a direita; levantem-na e dêem um passo maior para a direita. Depois tragam a perna esquerda na direção da direita e abram as pernas, usando a perna esquerda. Separem-nas ainda mais, usando a direita. Agora dêem o maior passo possível, um para a direita e um para a esquerda. Existe alguma diferença entre uma perna e outra? Agora dêem um passo juntando os dois pés. Dêem um passo lateral, com a perna esquerda, e juntem os pés. Logo após dêem um passo lateral, com a perna direita, e juntem os pés. Agora um passo para a esquerda e juntem os pés. Qual perna está menos dura, mais flexível? Qual delas é mais ágil e faz o que vocês querem, e, portanto, move-se desde o quadril?

Por favor, deitem-se no chão, no seu lado esquerdo, e pensem, sem se mover, como vocês explorariam o chão com o seu braço esquerdo, fazendo um círculo amplo como fizeram antes com o braço direito? Imaginem em que ponto vocês precisam virar a mão e como a mão e o braço deslizarão por debaixo da cabeça e debaixo das costelas? Tentem conseguir que aquilo que vocês imaginaram esteja muito próximo do que está acontecendo. Mudem a direção do círculo que o seu braço faz. Façam o movimento com o braço e observem se realmente o movimento que vocês imaginaram é igual ao que vocês estão executando agora. Parem e descansem. Agora façam três círculos completos com o seu joelho direito. Enquanto continuam, observem o que acontece na sua espinha, entre as omoplatas, e na parte superior e inferior do seu peito. Normalmente vocês não se movimentam desta maneira. Agora façam três círculos com o joelho direito, na direção contrária. Depois façam um círculo com a perna direita. Agora um círculo com a perna esquerda. Continuem este movimento de tal maneira que lhes seja possível fazer um círculo com uma perna e um círculo com a outra, alternadamente. Agora continuem o mesmo movimento, mas desta vez façam dois círculos com cada perna. Mudem a direção do círculo e comecem afastando o joelho para longe do corpo. Observem que imediatamente ocorrem mudanças na coluna. Qual a direção que é mais confortável? Se vocês fizerem o movimento rapidamente, não será um círculo. Agora façam dois círculos com os pés suspensos do chão e os joelhos esticados. Façam o círculo com um pé e depois com o outro. Agora façam dois círculos completos com a perna e o pé direito, mudem a direção e façam dois círculos completos em direção contrária. Depois façam o mesmo com o ~é esquerdo. Em seguida façam um círculo com cada perna, alternadamente. Devagar.

Se vocês podem fazer este movimento, mais tarde vocês descobrirão que não têm problema algum para fazê-lo. Um problema só pode ser resolvido por seu intelecto. Porém, se vocês tiverem algum problema com o movimento, seu corpo só resolverá este problema quando vocês tiverem a habilidade de organizá-lo de uma forma diferente. Vocês não precisarão de um novo exercício mais tarde, porém vocês usarão o corpo que têm agora e já trabalharam com ele, de modo que serão capazes de enfrentar melhor as dificuldades do que antes de fazerem esta lição. Em outras palavras, vocês estão organizando sua mente e seu corpo de tal maneira que serão capazes de fazer qualquer coisa e saber o que estão realmente fazendo. Vocês estarão equipados, corpo e mente, para resolver qualquer problema. A vida não é feita de problemas que podemos resolver com exercícios. O que estamos fazendo aqui é nos organizando. Podemos fazer esta organização tão bem que se vocês tivessem que resolver um problema repentinamente, seriam capazes de negociar amplamente. Por exemplo, vocês devem ser capazes de alcançar com sua mão em qualquer direção, muito mais rápido e melhor do que vocês poderiam fazer antes. Também seus quadris e seus ombros devem facilitar o movimento, de tal forma que você não precisem preparar um outro exercício para resolver um problema futuro.

DISCUSSÃO: OS OLHOS INFLUENCIAM A MUSCULATURA DO PESCOÇO

[Moshe escuta uma pergunta e interrompe a pessoa.] Qual é a sua pergunta? "Na maioria das pessoas eu vejo que..." Por favor, pare. Eu já critico severamente sua maneira de perguntar, mas isto não quer dizer que eu esteja lhe castigando e não vou ouvir sua pergunta. Eu lhe peço, qual é a *sua* pergunta? Em vez de dizer: "Pessoas com olhos...", pense, e reflita, seja claro e procure dizer: "Meus olhos não funcionam assim ou assado... esta é minha pergunta". E então eu explicarei. Se alguém vem a mim procurando ajuda, eu lhe faço uma simples pergunta: o que lhe incomoda neste momento? Então algumas pessoas respondem: "Oh, eu não me lembro se foi quinta ou sexta-feira. Acredito que foi quinta, à tarde, em 1977, eu fui com minha esposa esquiar na Suíça, foi lá que eu, será que foi mesmo daquela vez, foi no fim do inverno com certeza". Bem, então o que é que lhe incomoda agora? Ele continua:

"Só um momento..." E ele continua tentando me contar a estória exatamente como aconteceu. Eu sei que com esta pessoa eu terei que trabalhar um bom tempo antes de chegar realmente no ponto que lhe incomoda. Quando isto acontece, digo logo: "Muito obrigado, eu já percebi, por favor fique em pé e permita-me tocar-lhe". Então toco a pessoa, descubro onde está o problema e efetuo a lição. Ao fim da lição, quando terminei com o problema que o incomoda mais, ele diz: "Sim, exatamente isto aconteceu anos atrás". Eu lhe digo: "Eu sei, muito obrigado, é só isso".

Agora, qual é a *sua* pergunta? Descubro que com muitas pessoas suas mentes "dão um branco" e não conseguem fazer a pergunta. Então, devagar, pense na sua pergunta. Não tive a intenção de ser tão pessoal, porém fiz-lhe a pergunta para mostrar-lhe a maneira de perguntar, e também para elucidar a diferença entre a Integração Funcional e outros sistemas. [A pessoa pergunta novamente.]

Seus olhos não funcionam melhor quando sua cabeça está numa posição ou outra, desde que sua cabeça e seus olhos estejam bem organizados. No que consta, a capacidade da visão não depende do movimento da cabeça. Se você olhar para a direita, o máximo possível, você terá dificuldade em ler letras pequenas. Porém, na extensão normal do movimento dos seus olhos e de sua cabeça, não existe conexão nenhuma entre a acuidade visual e a posição da sua cabeça. Obviamente, não foi isto que você perguntou. Isto você já sabe. Durante a vida do indivíduo, a cabeça e os olhos são absolutamente vinculados, de tal forma que posso, com os olhos fechados, pegar atrás do seu pescoço com meus dedos e dizer se você usa óculos ou não, e se usa, posso dizer a capacidade visual do olho direito e a do olho esquerdo. Esta é uma das questões que constituem os fundamentos deste trabalho. Temos lidado com esta questão nos últimos dias, pensando no trabalho da pélvis e da cabeça. Você usa a cabeça para explorar e encontra o que deseja fazer fora de você mesmo, porém a pélvis carrega a sua cabeça e gera a força para você fazer o que deseja. Já falamos sobre isto. Mas, para responder à pergunta apropriadamente, preciso pelo menos de uma hora. Então você teria uma idéia melhor do que é a visão, uma coisa que o mundo inteiro não entende. Poincaré, o famoso matemático, escreveu um livro, *Ciência e Hipótese*, e nele fornece os fundamentos da Integração Funcional. Se eu tivesse lido o livro antes, não ousaria desenvolver o trabalho que desenvolvi. Teria pensado que todo mundo já sabia sobre isto. Acontece que ele escreveu em 1887 e fez uma exposição tão clara e concisa da Integração Funcional quanto eu sou capaz de fazer. Ele fala sobre a visão, por que o mundo parece estático, e como esta é a base da geometria. Todo mundo aceita que um triângulo aqui será um triângulo em qualquer outra parte do mundo, e terá as mesmas propriedades; porém, não sabemos qual a relação disto com a visão e com a maneira com que os olhos funcionam a partir do cérebro.

Vocês sabem como os olhos estão focalizados no momento do nascimento e na morte? Os olhos estão focalizados no infinito ou focalizados para o nariz? E o que quero dizer com "focalizados"? Existem duas maneiras de focalizar. Primeiro existe o movimento dos olhos se unindo e se separando para ver algo perto ou longe. Se você quer ler, precisa trazer os olhos para perto um do outro, até haver convergência. Segundo, os músculos do cristalino controlam a espessura do cristalino e, portanto, sua força refrativa. Na idade avançada o cristalino torna-se mais duro, a focalização não funciona e passa-se a necessitar de óculos. Isto também pode acontecer com crianças. Muita gente percebe que precisa de óculos quando entra na escola. Se pudéssemos fazer alguma coisa para aliviar a ansiedade e as reações emocionais das crianças, nunca precisariam usar óculos. Porém, ninguém presta atenção nisso. Então, adaptam-se aos óculos e continuam a usá-los para o resto da vida.

Agora, estou lhe dizendo que esta pergunta não tem resposta. Se você procurar num bom livro de fisiologia, descobrirá que diferentes pesquisadores como Helmholz, Young, Shaffer e outros, todos possuem uma resposta diferente. Cada um fez experiências para descobrir a resposta certa. Porém, somente se soubéssemos como foram feitas as experiências poderíamos decidir qual é a correta. Com os tipos de aprendizagens e treinos em nossas culturas, nossos olhos e nossa cabeça movem-se juntos, numa peça só, junto com as mãos e os braços. Na lição que fizemos, por que pedi que olhassem para o punho e por que foi que então puderam virar a mão?

Agora vejam: se eu não olho meu punho com meus olhos, e meu punho está fora do meu campo de visão, não posso ir além disso, meu ombro está imóvel. Por que meus olhos estão imóveis, minha cabeça não pode se mover; assim sendo, meus braços não podem se mover também. Quando olho para o punho, posso continuar e fazer um círculo completo. Podem ver que esta pergunta que me fizeram estava presente na minha mente. Quando eu direciono e demonstro para vocês o que deve ser feito, vocês fazem com sucesso, pois eu ultrapasso aquelas fixações e organizações inapropriadas do corpo em movimento.

Agora, se vocês usam o braço para fazer um círculo na posição em pé, seu braço deve permanecer no mesmo plano, se desejam aumentar a velocidade. Do contrário, estarão colocando em perigo sua articulação do ombro. Isto quer dizer que a cavidade da articulação deve estar alinhada numa posição que permita o movimento da mão, o que não pode ser feito sem que seus olhos acompanhem o movimento. Isto está relacionado com o elo de conexão entre os olhos e a cabeça que aprendemos na infância, em nossa cultura. Portanto, encontramos muitas pessoas com dificuldade para olhar em uma direção e virar a cabeça na direção oposta. Faremos isso em uma lição posterior. Agora, vamos ver como a cabeça está envolvida no movimento. Para ver nitidamente vocês precisam mover sua cabeça. Vejam: se meu corpo e minha cabeça não estão organizados para carregar minha cabeça livremente, e a conexão entre minha cabeça e minha pélvis não está apropriadamente organizada, então minha cabeça não poderá girar completamente, em certas direções. Aí está a limitação da minha visão. Para poder girar minha cabeça além de um certo ponto, *ou* eu fraturo minha vértebra do pescoço *ou* então posiciono a base da espinha cervical em tal posição que o movimento relativo da minha cabeça seja suficiente para levar-me aonde desejo ir com a cabeça. Se girar minha cabeça para a direita, o músculo esternoclidomastóideo contrai-se o outro fica descontraído. Os outros músculos do lado direito do meu pescoço endurecem. Se meu hábito de olhar é o de girar para um lado e a cabeça não vai para o outro, então a rotação do pescoço é restrita. Porém, além disso, se sempre prefiro girar para um lado mais que para o outro, então irei olhar para um lado com todo o meu corpo e, para o outro, somente com a cabeça.

Posso perceber, colocando minhas mãos no pescoço de alguém, se seus músculos estão rijos e forçados como molas, ou se estão maleáveis e são bons músculos. Portanto, posso notar se a pessoa habitualmente gira para olhar pelo tônus dos músculos e aposto que um dos olhos é mais dominante que o outro. Com o olho dominante, ele vê bem e assim só precisa girar a cabeça para olhar. Assim, esta parte do seu movimento em relação ao horizonte é adequada, porém o outro lado não. O olho que não é dominante movimenta-se como uma mão canhota, mal organizada. [Moshe direciona seus comentários para uma mulher no grupo.] Para você, o olho esquerdo é dominante e seu músculo esternoclidomastóideo é mais flexível e ágil. O direito é mais forte, mas não o melhor. O direito exerce funções idióticas e rígidas, o músculo esquerdo é um músculo verdadeiro, um bom músculo.

Todos vocês olhem para o meio do seu nariz; agora girem suas cabeças para a direita e para a esquerda. Podem ver? A cabeça gira para a esquerda pelo menos uns vinte graus a mais do que para a direita, inconscientemente, porque foi sempre assim que ela se moveu. Porém, isto também se dá com os óculos. Então tirem os seus óculos e façam o mesmo movimento. Agora a cabeça vai mais para a direita do que para a esquerda. Vocês sabem por quê?

Com os óculos a pessoa pode ver somente a parte central com nitidez. As bordas laterais dos óculos interferem na visão lateral. Assim sendo, a cabeça precisa girar um pouco para focalizar na visão central. Pois uma pessoa que trabalha de óculos já teve o relacionamento dos olhos e da cabeça alterado pelos óculos. Estes fatores são, sob o ponto de vista biológico, anatômico e funcional, tão interligados que são de suma importância para a organização do seu movimento.

Quem quiser ler uma descrição mais detalhada pode encontrá-la em meu livro *Body and Mature Behavior*. Porém, o famoso fisiologista Magnus, de Utrecht, publicou em 1925 um longo artigo, relatando suas descobertas sobre os reflexos normais dos olhos, os reflexos do pescoço e a combinação de ambos os reflexos: como os olhos influenciam o movimento da cabeça, como os reflexos do pescoço não são independentes dos reflexos dos olhos e vice-versa. É um relacionamento complexo, sem dúvida. Se procurarmos em livros modernos de fisiologia, eles possuem de 30 a 40 páginas sobre o assunto dos olhos, o pescoço e a postura. E tudo isto é uma introdução simplificada para começar a responder à sua pergunta.

Vamos tornar tudo isso um pouco mais concreto — falar somente não leva a nada. Se vocês mesmos experimentarem, descobrirão algo curioso. Vejam, se eu virar meus olhos para a esquerda, na direção de vocês, e agora desejar levantar-me, automaticamente minha pélvis se organizará, de tal forma que uma de minhas pernas passa a carregar a maior parte do meu peso, tornando-se rígida e mais forte, e o outro lado torna-se maleável e flácido, facilitando a rotação. Se eu sentar de novo, ainda em rotação para uma direção, a perna do lado para o qual estou virado tornar-se-á rígida e a outra perna flácida e relaxada. Agora, se eu escutar um barulho vindo do lado direito e virar para o lado direito, meu corpo está pronto para virar, a rotação do pescoço e dos olhos é possível, pois o lado direito está preparado. Toda força necessária e a organização para ação é estabelecida pelo movimento da minha cabeça *ou* dos olhos, ou de ambos. Este é um dos mecanismos essenciais na vida, que se organiza desde o momento do nascimento. Se vocês usam ou usaram óculos ou lentes de contato, então deve existir desorganização neste mecanismo.

No meu caso, meus olhos foram melhorados por um implante em um olho e uma lente no outro, para facilitar a focalização; isto foi feito no ano passado. Embora eu seja idoso, meu movimento e meu porte é mais simples e mais livre do que no ano passado. Imaginem que eu era mais desastrado ainda do que sou hoje (risadas). É isto que expliquei, que para suas pernas serem livres e fazerem um movimento adequado, seus olhos e sua cabeça devem permanecer no meio, equilibradamente. Agora, podem ver que existem certas perguntas que parecem simples, porém para respondê-las precisamos reorganizar toda nossa vida.

Quando eu ensino e me apresento a um público que não está familiarizado com o meu trabalho, começo pedindo que todos se virem para a mesma direção. Este movimento é fácil e mais facilmente organizado do que outros movimentos. Porém, existe um ponto em que não se pode ultrapassar, sem que haja uma reorganização corporal. Então mostro a essas pessoas uma coisa extraordinária, que elas não sabem. A maioria das pessoas acredita que para ultrapassar este ponto é preciso estar flácido e relaxado, ter músculos fortes e ser jovem. Se sofrem de reumatismo ou torcicolo, elas param de fazer o movimento. O movimento todo é rígido e difícil, e a vértebra não pode se mover. Para algumas pessoas, existe uma pressão em um ponto determinado da coluna e, com a perda do movimento adequado, aquele ponto tornou-se artrítico e a cartilagem foi destruída. O movimento torna-se difícil, e a pessoa teme fraturar qualquer coisa, se continuar virando na direção indicada. Então, peço-lhes que façam uma coisa diferente. Peço-lhes que não façam nada, somente fixem os olhos e o nariz para a lateral e voltem para o centro, repetindo isto algumas vezes. Depois digo-lhes para fecharem os olhos e fazerem o movimento para a lateral. Depois peço que façam o movimento virando-se para um lado, com os olhos fechados, e parem onde sentem que é o limite que não podem ultrapassar, pois sentem dor ou tensão. Observa-se então que o limite aumentou uns 10 ou 15 graus. Então, digo-lhes que retornem o corpo para o centro, fixem os olhos em qualquer ponto na frente e girem somente a cabeça para a lateral, umas três ou quatro vezes. Em seguida, devem fechar os olhos, virar novamente para a lateral, com todo o corpo, e parar aonde se encontra o limite máximo de sua rotação. Outra vez este limite aumenta. Eu continuo mostrando que os movimentos na direção contrária, não os exercícios, provocam mudanças. Não importa qual a rigidez anterior, se tinham ou não reumatismo ou artrite, se são gordos ou magros, jovens ou idosos, as pessoas aumentam quatro ou cinco vezes o potencial da rotação inicial.

[Moshe fala para a pessoa que perguntou sobre os olhos.] Experimente agora. Sente-se e olhe para mim, com os óculos, para me ver nitidamente. Agora mova seus dois ombros, pode ver? Seu hábito é o de mover a cabeça e os olhos indiferenciadamente. Agora olhe para o meu nariz e mova os ombros. Não, suas mãos não. Pode ver? Essa é a desorganização que seus óculos criaram em você. Agora você vai melhorar sua organização. [A mulher conta:] "Minha visão

já melhorou desde que comecei fazer *Consciência pelo Movimento*".*
Sim, é claro que está melhor. Porém quero mostrar a você e ao grupo a importância da sua pergunta e a resposta. Observe. Se eu olho para você, movimento minha omoplata um pouco, fazendo uma pequena rotação, veja que minhas mãos ficam onde está meu pênis. Você pode fazer isso? Claro que não pode, você não tem um pênis, não é? (risadas). Pois bem, coloque sua mão no que você tem, gire seu ombro e olhe para mim. Faça este movimento umas seis vezes, até que o movimento se torne fácil e similar. Você não precisa forçar para fazê-lo bem, respire livremente, leve. Agora pare. Devagar olhe para a sua direita, até aonde é possível e fácil. Vire a sua cabeça e seus olhos para a direita e vá até aonde é confortável. [Para o grupo:] Observem o tanto que ela se vira a mais do que antes. Agora olhe para o outro lado e vire-se até aonde é confortável. Vejam, uma melhora enorme. Como isto é possível? Esta é a resposta para a pergunta dela. Isto é o trabalho de Magnus, que eu apliquei especialmente em *Integração Funcional*.

Uma professora de fisiologia na Universidade de Chicago veio ao meu consultório em Israel e fez esta lição que acabei de descrever. Eu não sabia se ela estava satisfeita, porém ela sentou-se depois da lição, como se algo muito estranho houvesse acontecido. No fim ela me disse: "Eu estou impressionada com esta lição". Perguntei-lhe por quê, o que havia naquela lição que a impressionava. Ela respondeu: "Há 25 anos eu venho ensinando aos meus alunos sobre os reflexos dos olhos, do pescoço, reflexos tônicos ds olhos e do pescoço, os reflexos de equilíbrio dos olhos e a combinação entre eles. Ensinei também o trabalho de Magnus. Porém nunca ocorreu-me aplicar este trabalho (risada). Agora comecei a pensar como fui boba todos estes anos. Eu poderia ter usado a aplicação destas teorias para melhorar a vida dos meus alunos, porém não fiz — somente fazia exames escritos para ver se haviam compreendido o que ensinei".

---

* *Consciência pelo Movimento*, Moshe Feldenkrais, Summus Editorial, São Paulo, 1977. (N.T.)

MOSHE NO RANCHO MANN

SEMINÁRIOS

"Movimento é vida; sem movimento a vida é inconcebível."

Moshe Feldenkrais

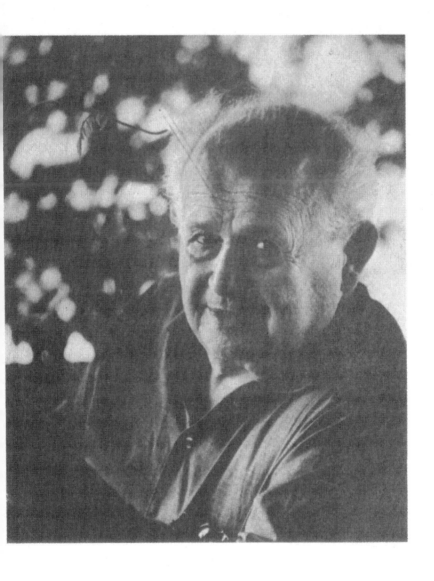

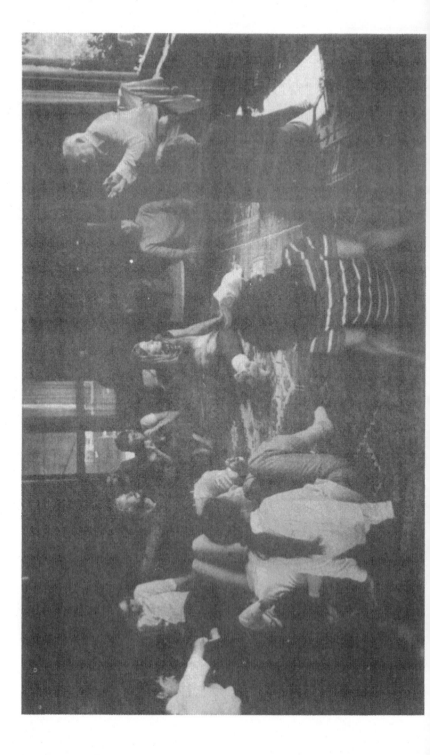

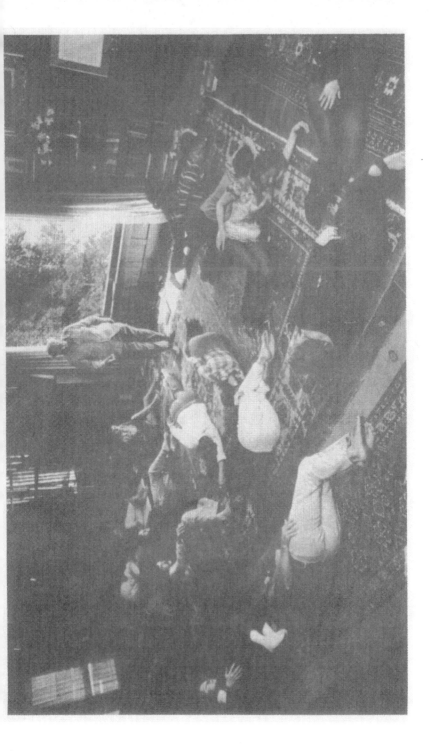

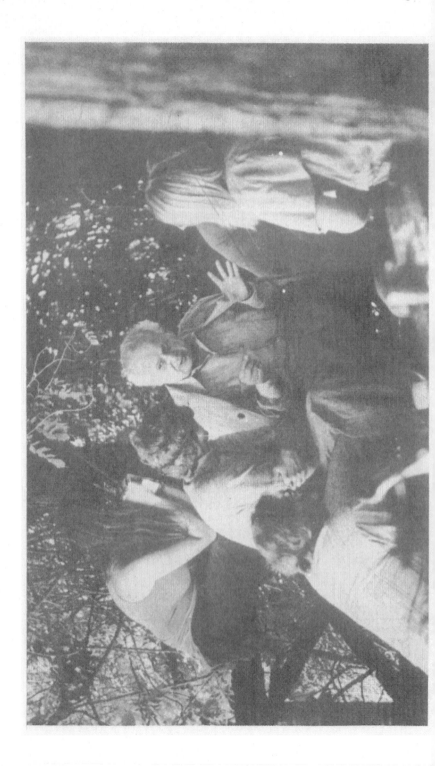

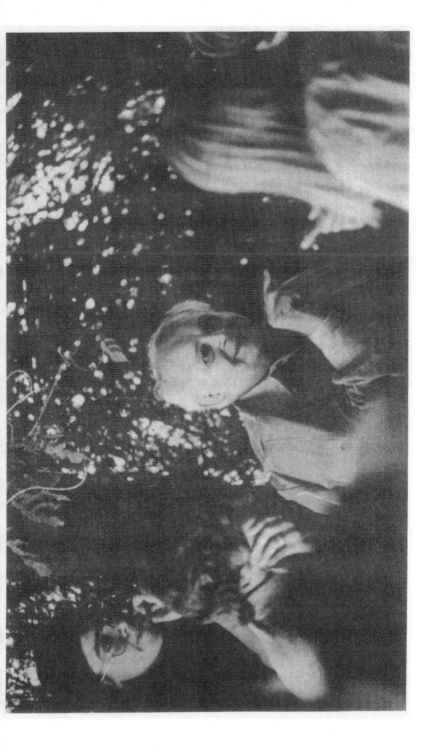

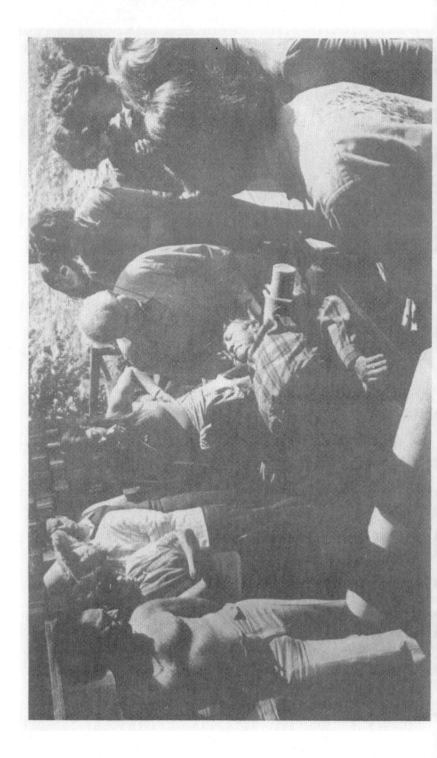

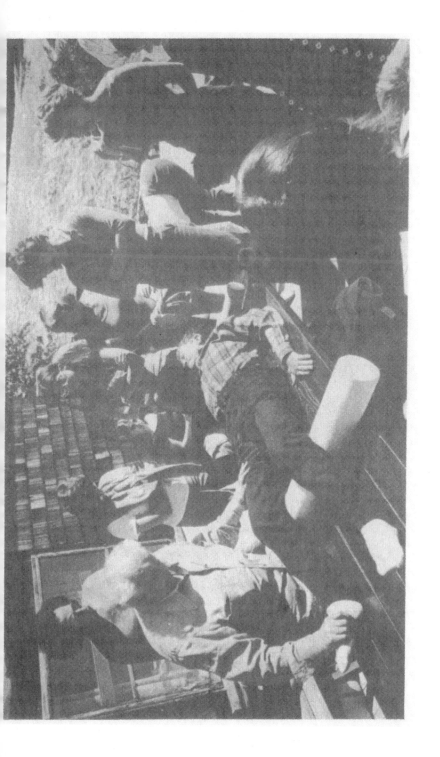

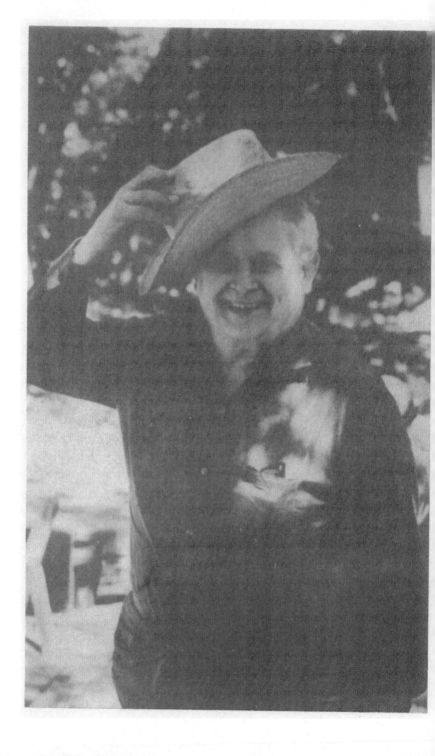

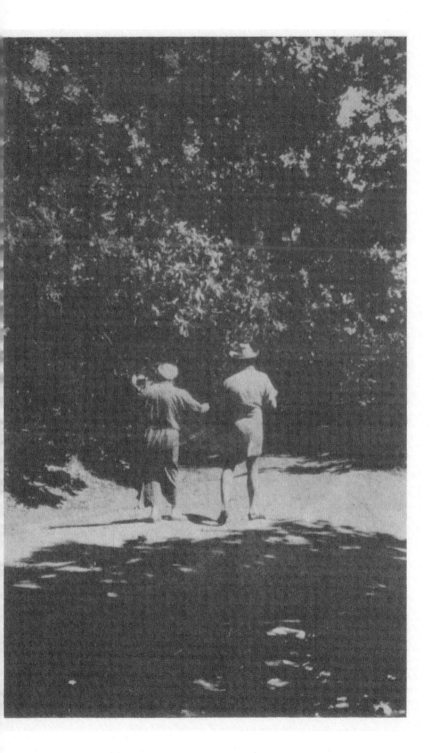

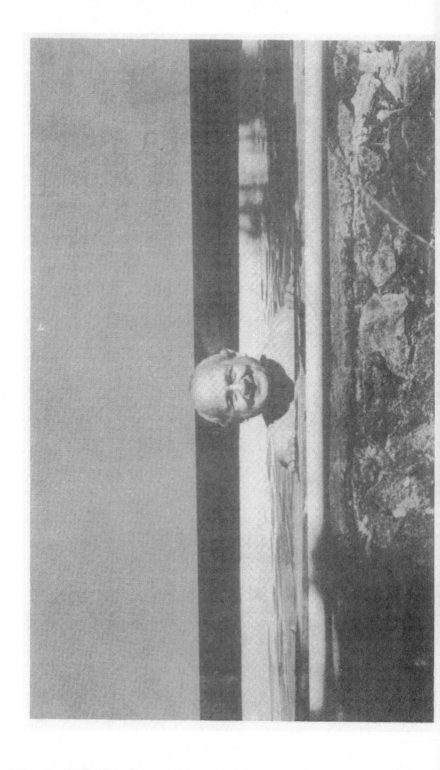

LIÇÃO SETE

O MOVIMENTO DOS OLHOS ORGANIZA O MOVIMENTO DO CORPO

Muito bem, agora vamos ver como tudo isso funciona. Muitos de vocês já fizeram esta lição antes, porém ao fazê-la agora vocês descobrirão que vão melhorar além de qualquer expectativa, pois agora estão mais flexíveis, devido às lições que já fizeram anteriormente. Sentem-se com suas pernas, de tal forma que a perna direita fique dobrada para a lateral e o pé atrás do quadril direito, e a perna esquerda dobrada na sua frente, com seu pé esquerdo próximo ao seu joelho direito. Podemos ver que as pessoas inteligentes se apóiam com a mão esquerda no chão, atrás do quadril esquerdo, mesmo que não seja necessário. Aqui está uma pessoa do grupo que possui problemas na articulação pélvica e precisa apoiar-se. Pois bem, qualquer cirurgião sabido e inteligente diria: "É uma articulação velha; se você quiser, eu posso implantar uma articulação artificial, e então você poderá movimentar-se melhor". Porém, esta velha articulação é muito melhor do que o implante artificial, desde que ele use seu cérebro o melhor possível.

Bem, agora vamos ver se o que eu digo é somente falatório, besteiras, ou realmente funciona. Então apóiem-se na sua mão esquerda. Por quê? Bem, poderíamos falar uma hora completa apenas sobre este movimento. Agora, mantenham sua mão nesta posição e não façam nada com o seu corpo, simplesmente levantem sua mão esquerda do chão. Podem ver? Enquanto levantam a mão esquerda do chão, vocês prendem a respiração e seguram o corpo para não cair. Claro que precisam manter o corpo equilibrado, e um lado do corpo precisa trabalhar mais do que o outro. Os músculos do lado que está trabalhando mais estão segurando seu corpo; portanto, não importa o que fizerem, não poderão relaxá-los. Quando um músculo está envolvido numa função ativa, não pode executar uma outra função ao mesmo tempo. Em outras palavras, vocês não podem fumar um cigarro enquanto estão beijando seus namorados. Então, sem se apoiarem na mão, relaxem o tórax ao mesmo tempo. Poderão fazer o esforço que quiserem, que o músculo não relaxará. Ele está envolvido em outra ação porque esta é a sua intenção de sentar-se assim. Seu córtex motor ou intencional está organizando a execução de sua intenção. Não pode se envolver com outra ação em outra parte do seu corpo. Só há uma coisa a fazer, para que o músculo relaxe; apóie o músculo de modo que ele não esteja envolvido em nenhuma outra ação, a não ser a de relaxar.

Portanto, apóiem-se na sua mão esquerda. Agora podem sentir o músculo relaxado? Então eu posso treiná-los. Deixe-me repetir, se vocês quiserem relaxar o músculo, não precisarão pedir ao músculo que relaxe, simplesmente apóiem este músculo, de tal maneira que ele não precise trabalhar e fique livre para relaxar. Vocês descobrirão que o cérebro humano é tão engenhoso que, ao sentir segurança para deixar o músculo descansar, permitirá seu relaxamento imediato.

É assim que trabalho com pessoas que dizem ter um braço quebrado e não podem relaxar o ombro. Eu peço uma cadeira e apóio o braço, de tal forma que o sistema nervoso eventualmente perceba que o braço está completamente apoiado e em segurança. Quando o braço relaxa, o ombro começa a mover-se, e então, com minhas mãos, posso fornecer maior segurança. Quando tento mover o ombro, começo pela parte interna da articulação, e movo o corpo em volta da articulação. Quando termino esta etapa, digo: "Vamos tirar a cadeira". A pessoa imediatamente replica: "Como pode ser, a última vez que abaixei o meu braço foi dois anos atrás". No entanto, eu nem toquei-lhe o braço e o mesmo abaixa sem dificuldade.

Isto acontece devido ao que acontece no cérebro da pessoa: ela está preocupada somente com o movimento intencional. Tenta levantar sua mão, algo aconteceu de errado e ela não pode executar este movimento; conseqüentemente, perde toda a habilidade de direcionar o braço. O que eu faço por essa pessoa é o seguinte. Em vez de mover os músculos pertinentes na maneira que seu cérebro está acostumado a movê-los, faço o movimento contrário. Um músculo repuxa dos dois lados do encaixe igualmente e não sabe puxar de um lado, sem puxar do outro. Bem, uma única coisa é que quando a parte mais pesada descansa imóvel, o outro lado do músculo, a mão, por exemplo, faz o movimento maior. Agora, como se faz isso? Descobrimos então uma coisa curiosa: o sistema nervoso mantém o corpo estacionário, e isto é feito na maior inconsciência, pois ao nascer esta função já se inicia! Isto é vital, do contrário não poderíamos mover sequer um braço. É como o ar; sem percebermos, respiramos. Então, quando temos uma pessoa que não pode se movimentar, eu não começo treinando o cérebro dizendo:

"Olhe, você vai fazer este movimento". Se o movimento for feito com a organização do corpo que não está adequada, será um trabalho como é feito em fisioterapia. Prestem atenção e observem-me, eu mantenho o braço imóvel e movimento o corpo em volta, ao redor da articulação, para que os músculos se movimentem na parte em que normalmente está estacionária. Este é o padrão reverso, contrário do normal. Até para um braço em bom funcionamento a habilidade é limitada. Vocês viram isto ontem; quando giraram o braço deitados no chão, tiveram de mover o tórax e deixar o braço imóvel no chão, debaixo do seu corpo. Assim sendo, vocês movimentaram o outro lado do músculo, o lado que seu cérebro não possuía experiência nenhuma em mover. Desta maneira, vocês diferenciaram o padrão do movimento no córtex motor, permitindo assim que o movimento pudesse ser executado nos dois lados do músculo. Vocês viram a mulher com quem eu trabalhei ontem? Ela não podia levantar o braço. No entanto, não tentei levantá-lo, pois imediatamente ela invocaria seu limite daquele movimento e resistiria. Isto é o que os psiquiatras descobrem, que as pessoas resistem. O que fazer então? Você tenta quebrar a resistência, ou quebrar o braço, criando mais dor ainda! Quando se chega ao ponto em que se quebra a resistência, na psiquiatria, você vê que as pessoas choram e sentem-se miseráveis. Agora vejam, quando eu encontro resistência, não quebro esta resistência. Eu apóio o braço, por exemplo, numa posição estacionária, onde a pessoa sente-se segura. Vocês viram no vídeo, mas não prestaram nenhuma atenção, não é? E então, com o braço apoiado, eu posso movimentar o corpo até o ponto de resistência e ele desaparece. Nenhuma resistência permanece, ninguém nem percebe onde estava o ponto. Eu movimentei o outro lado da articução, que não tinha nenhuma noção desta resistência. Assim sendo, eu consigo o movimento completo do braço em apenas alguns instantes, de tal forma que as pessoas olham o braço dez vezes e não percebem a dificuldade de movimento.

Aqui está um outro caso. Esta mulher não podia movimentar sua cabeça, pois sofreu uma operação no peito. Eu queria fazê-la entender que havia um músculo que ela não estava conseguindo movimentar. Apoiando o ombro dela, eu tomo para mim sua função; vejam, o músculo não precisa fazer nada, pois eu o apóio. O músculo pectoral também não precisa fazer nada, pois o ombro está apoiado; assim sendo, o seu cérebro, que é normal, perceberá, depois de alguns segundos, que não tem motivo algum para mantê-lo rígido. Assim, ela deixa de enrigecer o músculo pectoral, como fazia antes. Então, agora, onde está o ponto de resistência? Não, eu não pergunto. Eu sei onde está. Digo-lhe que olhe para os lados, para a frente e para trás, e vejo o ponto de resistência. Uma vez que faço isso, solto cuidadosamente o ombro, e o cérebro é inteligente o suficiente para saber que o movimento é possível. Em relação ao cavalheiro que tem problema na articulação pélvica, eu darei um jeito de tornar sua articulação mais ágil do que a articulação de vocês, que são mais jovens, isto é, se a articulação dele não estiver completamente danificada. E até mesmo neste caso o movimento pode ser recuperado. Poderá sentir dor depois, porém ele parece jovem o suficiente para acreditar que o que lhe está impedindo de melhorar é sua inabilidade para pensar. Ele sabe que tem 74 anos, e, com essa idade, ele deveria movimentar sua articulação tão bem quanto todos vocês. Assim sendo, como ele é normal, deve estar levantando sua articulação inapropriadamente. Da mesma forma que é anormal uma mulher fazer amor aos noventa anos de idade. Não é indecente isto? Mas a verdade é que ela fez.

[Moshe responde a uma pergunta de uma mulher no grupo.]

Uma pessoa pode esquecer, porém o córtex intencional pode reexperimentar ou experimentar uma outra possibilidade. Eu posso viver até os noventa anos de idade, porém no meu córtex motor deve existir sempre uma representação dos meus ombros, porque, do contrário, não poderia movimentar meus ombros, nem os movimentos que *aprendi*. Podemos sempre criar um novo padrão de mobilização. As células podem ser inibidas do movimento com o qual nascemos, até chegarmos aos 90 anos. Uma célula é como uma mulher que vive da infância até os 90 anos e nunca deu à luz. E esta mesma célula estará lá, sempre pronta para usar seu potencial, pois as células cerebrais não são renovadas. Elas vivem ou morrem. Sendo assim, descobrimos que mesmo que uma pessoa não tenha aprendido algo em 90 anos de vida, podemos ainda fazer uma experiência para produzir um padrão no qual estas células inibidas, ou não usadas, possam disparar. Elas serão então integradas na sua sociedade natural de células do mesmo padrão e dispararão.

Bem, agora podemos continuar com a nossa lição. Por favor, sentem-se, dobrem a perna direita para trás e a esquerda dobrada na frente, com o pé esquerdo próximo ao joelho direito. Apóiem-se na sua mão esquerda e inclinem o corpo um pouco para a esquerda. Levantem sua mão direita à sua frente, sem esforço. Relaxem seu pulso e posicionem a mão de tal forma que possam vê-la facilmente. Agora girem para a esquerda o menos possível, para que não sintam nenhum esforço desde o começo do movimento. Façam isso algumas vezes. Façam este movimento sem se esforçar, com a maior facilidade e conforto possíveis. Vejo que alguns de vocês prendem a respiração, esta não é a maneira mais confortável possível.

Agora fiquem virados para a esquerda, olhem para sua mão direita, e agora dirijam seu foco visual para o seu nariz. Vejam a prolongação, a extensão e a largura do seu nariz. Suponham que vocês têm um nariz de judeu, tão longo que chega ao outro lado da sala, sigam esta linha e determinem onde iria dar. Relaxem. Levantem novamente a mão direita, virem-se para a esquerda até aquele ponto onde é confortável, fechem os olhos e, devagar, movam seus olhos do centro onde está sua mão, voltando os olhos para a sua orelha direita, sem abri-los. Enquanto fazem isto, pensem em mover os olhos horizontalmente, para a direita. Continuem para a direita e voltem para a mão. Certifiquem-se de que vocês estão com os olhos voltados para sua orelha, sem perder a linha do horizonte e sem abri-los. Seus olhos devem mover-se muito, mas muito devagar, sem forçar. Quando focalizamos os olhos, na verdade eles executam 200 pequenos movimentos por segundo. Continuem dirigindo os olhos para a direita e de volta para a frente, sem perder a linha do horizonte, devagar, à sua maneira, e no seu próprio ritmo. [Para alguns membros do grupo:] Não, vocês estão movendo a cabeça, movam somente os olhos; e você está olhando para baixo, não está olhando para a linha do horizonte. Como eu sei todas estas coisas, apesar de vocês estarem com os olhos fechados? Milagre! Agora olhem para sua mão e não abram os olhos, olhem para a direita, horizontalmente, o mais rápido possível, e voltem para a frente. Agora abaixem sua mão e fechem os olhos. Pensem na leveza com a qual fizeram a primeira parte do movimento, dirigindo imaginariamente o olhar para o nariz e para a orelha direita. Imaginem este movimento mais leve ainda, como se os olhos flutuassem no ar. Façam o movimento como se os olhos deslizassem na sua imaginação.

Mantenham os seus olhos fechados e levantem sua mão direita na frente dos olhos. Lembrem-se da leveza do movimento e virem-se para a esquerda, sem esforço nenhum. Movam-se para a esquerda levemente, até o máximo que podem ir, sem mudar a qualidade confortável do movimento. Agora abram os olhos e vejam se o seu nariz aponta para um ponto mais além do ponto inicial. Onde estava este ponto antes? Vocês vêem? Algumas pessoas aumentam pouco a distância entre um ponto e outro, porém outras aumentam até 30 graus a mais. Como isto é possível? Movemos os olhos na direção contrária, e assim aumentamos a habilidade de girar mais ainda para a esquerda. Agora deitem-se de costas e observem como estes simples movimentos criaram uma diferença entre o lado direito e o lado esquerdo do seu corpo, na cabeça e no resto do corpo, na face e nos olhos.

Sentem-se de novo na mesma posição de antes, levantem a mão direita na frente dos olhos, virem-se para a esquerda, sem esforço, até onde podem ir confortavelmente, e fiquem nesta posição. Com os olhos voltados para a mão, levem a cabeça para a direita e voltem para a frente. Seus olhos ficam fixados na mão, enquanto a cabeça gira para a direita e volta para o centro. Agora pensem: o que impede a sua cabeça de girar ainda mais para a direita?

Continuem o movimento. Uma pessoa no grupo está trapaceando, fazendo um movimento que não indiquei ainda. Porém, ele não pode melhorar o movimento da cabeça movimentando aquela parte, que eu não quero mencionar para não estragar a lição. Assim sendo, se da primeira vez você fizer o movimento de maneira correta, estará fazendo simplesmente um exercício. Isto não é aprendizagem. É importante distinguir entre aprender e fazer exercício, porque quando você faz exercício está fazendo o que você já sabe, torna-se familiar e você melhora este movimento. Porém é *só* o que você *sabe*, e só o que vai saber. Você não possui outra escolha ou alternativa. O que procuramos é uma experiência como a de "Eureka". Para isto, você precisa transformar seu exercício em auto-observação.

Agora fechem os olhos e levantem sua mão na frente dos seus olhos. Pensem novamente na leveza do movimento e então imaginem fazer o movimento mais rápido, com a cabeça indo para a direita e os olhos permanecendo fixos na mão. Quando a leveza do movimento desaparecer, parem. E agora façam o movimento, com os olhos ainda fechados. [Moshe fala para uma senhora:] Não, feche os olhos, para que você não seja inibida pela idéia de até onde você pode se mover. Agora, parem este movimento e com a mão na frente dos olhos girem para a esquerda, até o ponto máximo possível rapidamente e retornem para o centro algumas vezes. [Uma mulher fala:] "Quando você se movimenta para a esquerda um pouco mais além, só a mão continuará para a esquerda". Você move-se como *você?* Quem é você? Mova todo o seu corpo para a esquerda, com os olhos fechados. Você continua não movendo seu corpo. O você é só sua mão; ora, mova também o seu peito. Você não teria problemas com o seu peito se você e o peito não fossem inimigos. O peito também é *você*, não uma coisa que você possui. Certo, agora continue, agora você é um você com peito.

Parem e abram os olhos no ponto máximo que podem levar o corpo para o lado esquerdo. Observem se aumentou sua habilidade de rotação que vocês fazem suavemente? Vocês vêem que não fizemos o exercício na direção do movimento? Nós nos movimentamos com a cabeça e os olhos, em relação aos ombros. Descansem e deitem-se de costas um momento. Agora rolem para o lado e sentem-se na mesma posição de antes (risadas). O que é tão engraçado? [Pergunta de alguém:] "Isto foi um intervalo?" [Moshe responde:]

"Sim, isto foi um intervalo". Se vocês não acreditam, tentem fazer um intervalo assim enquanto urinam, e verão se isto foi um intervalo ou não. Um intervalo é somente uma interrupção da ação; e para o cérebro é um alívio enorme.

Agora, apoiados novamente na mão esquerda e a mão direita na frente dos olhos, virem para a esquerda o máximo possível, até onde é confortável, de olhos abertos, e fiquem nesta posição. Desta vez observem, se vocês desejam retornar para o centro, precisa usar o lado direito do quadril. Então, estejam conscientes de que quando vocês giram para a esquerda, sua nádega direita levanta-se do chão, e quando vocês retornam para o centro, sua nádega direita também volta para o chão. Observem também o que acontece nas pernas, sintam a *pressão* que muda na sua coxa e joelho esquerdo. Agora girem para a esquerda novamente, fiquem nesta posição e tragam sua cabeça e os olhos para o lado direito. Observem: se vocês forem cuidadosos, descobrirão que quando trazem a cabeça e os olhos para o lado direito, também fazem o mesmo movimento com o lado direito do quadril. Agora parem. Façam o movimento para a direita com a cabeça e os olhos, como se o ombro direito fosse acompanhando o movimento. O lado direito do quadril precisa mover-se também. Como esta parte se movimenta? Experimentem novamente. Vocês começam o movimento pelo abdômen ou pelas costas? Que parte do movimento levanta o lado direito do quadril? Observem que quando o lado direito do quadril levanta-se do chão, a pressão aumenta no lado esquerdo do quadril. Assim sendo, vocês fazem um movimento sem ter consciência dele. Vocês não tiveram a intenção de aumentar a pressão no lado esquerdo do quadril. Porém agora, enquanto observam o que estão fazendo, virem-se para o lado esquerdo, olhando para a esquerda o máximo possível, até onde é confortável, e parem. Desta vez, aumentem a pressão no lado esquerdo do quadril e, em seguida, diminuam. Como vocês fazem isto? Daqui eu posso ver quem pensa no movimento e quem não *pensa*. Se diminuírem a pressão no lado esquerdo do quadril, vocês descobrirão que o joelho esquerdo levanta-se do chão. Se ele não levanta nem um pouco, então, como os judeus dizem: *Vos a goy in klaister!* Vocês não sabem o que quer dizer isto?

Bem, vocês sabem que todas as religiões se adoram mutuamente, porque todas acreditam em um só Deus. Como eles amam a si próprios, portanto os judeus provavelmente riem da maneira que os cristãos rezam, e os cristãos riem dos judeus rezando com seus xales, "wawawawawawawawa"; é uma loucura. Bem, nós acreditamos que o que os cristãos fazem na igreja também é loucura, porque tocam música num órgão e se ajoelham. A religião judaica considera isto um ritual e os rituais são anátemas. Se *você* não rezar para o *seu*

Deus, então ninguém rezará. E talvez, na religião católica, por exemplo, seja suficiente confessar seus pecados ao padre para ser absolvido deles. O padre é um representante de Deus. Se vocês se lembram, existiu uma época na Idade Média em que as indulgências eram vendidas por dinheiro, pelo Vaticano. Pois bem, o judeu devoto diz que quem não está diretamente ligado a Deus, e que não pensa em Deus, está fazendo somente um ritual, assim quem não está pensando no movimento agora está fazendo o que um cristão, um *goy*, faz na igreja na segunda-feira (risadas). Não pensa em nada. Assim sendo, vocês não estão pensando.

Agora, por favor, sentem-se de novo e continuem na mesma posição de antes. Mudem a pressão do lado direito do quadril para o esquerdo, quando o corpo vira para a esquerda. Vocês verão que agora são capazes de me dizer como fizeram isto. Como vocês ativam o lado direito do quadril para transferir a pressão? Com os músculos do abdômen ou com os músculos das costas? Bem, a pergunta é idiota, pois os músculos do abdômen e das costas devem trabalhar sinergisticamente para levantar o quadril. Agora, fechem os olhos e sentem-se no meio, apoiando-se confortavelmente na mão esquerda. Imaginem novamente a leveza do movimento nos lados do quadril e como eles mudam a pressão enquanto vocês se viram para a esquerda. Agora virem-se para a esquerda o máximo possível, até onde for confortável. Façam um movimento o mais levemente possível e mantenham-se pensando como o peso muda de um lado do quadril para o outro, ao executar o movimento. Retornem para o centro.

Ainda com os olhos fechados, façam um movimento contínuo e fácil para a esquerda, até o limite da leveza. Parem neste ponto, abram os olhos e vejam se aumentou mais ainda o ponto de alcance inicial, talvez 10, 15 ou 20 graus a mais na rotação. Ainda neste ponto, voltados para a esquerda, coloquem sua mão direita em cima da cabeça e vejam que existe uma conexão entre sua fonte de força, a pélvis, e a cabeça e os olhos. Se esta relação não está correta, a transmissão de informação entre a cabeça e a pélvis não é apropriada. Também a transmissão de *força* da pélvis para a cabeça perde-se na desorganização, e só uma parte diminuta da sua força é usada no direcionamento. Fiquem assim virados para a esquerda; com a mão direita na cabeça, tragam sua orelha direita na direção do seu ombro direito. Levantem a cabeça e levem sua orelha esquerda na direção do seu ombro esquerdo. Continuem dobrando sua cabeça alternadamente para a direita e para a esquerda. Agora, enquanto fazem isto, observem se o lado direito do quadril participa deste movimento e como. Observem: quando vocês levam a orelha esquerda até o ombro esquerdo, o que faz o meio da sua coluna? Move-se para a direita ou para a esquerda?

[Moshe pára o grupo e pede para dois participantes continuarem o movimento.] Observem e vejam. Qual é a diferença entre a maneira que cada um faz o movimento? Por que o quadril não participa do movimento? Será que ela é mais bobinha que o resto de vocês? [Moshe demonstra:] Sente, vire-se para a esquerda. Coloque sua mão direita na cabeça e mova sua orelha direita para o seu ombro direito e sua orelha esquerda para o seu ombro esquerdo. As duas pessoas que eu observei fizeram uma coisa diferente. Elas colocaram o cotovelo por cima da testa. Experimentem desta maneira e vejam o que acontece com o movimento. Este movimento tem um efeito diferente na coluna. Se querem descobrir por que uma pessoa movimenta-se desta maneira, coloquem o cotovelo acima da testa e dobrem a cabeça para a esquerda e para a direita. Por que o movimento parece desajeitado nesta posição? E por que eles fizeram o movimento sem perceber que é um movimento inapropriado? Em que momento ele parece mais inapropriado: quando a cabeça vai para a direita ou quando vai para a esquerda? Vamos experimentar e descobrir. Agora mudem para a posição anterior, com a mão em cima da cabeça. Podem sentir a diferença entre as duas maneiras de fazer o movimento. Para a maioria das pessoas, fazer o movimento com o cotovelo sobre a testa parece uma coisa curiosa e esquisita. Agora, não podemos descobrir *por que* aquelas duas pessoas fizeram o movimento com o cotovelo sobre a testa, mas podemos saber *como* isto é possível. Observem agora, apoiando o cotovelo sobre a testa; a cabeça ao ir para um lado faz um pequeno movimento e, quando vai para o outro lado, gira o corpo. Se fizerem o movimento novamente perceberão quais as vértebras que não funcionam normalmente nestas duas pessoas, pela maneira que a coluna se comporta. É como se tivéssemos um raio-X. Podemos encontrar qual lado e qual vértebra não funciona e perceber a organização das distâncias intercostais e intervertebrais.

Descansem um minuto. Agora, devagar, rolem para um lado e sentem-se de novo. Apóiem-se na mão esquerda como antes, e girem para a esquerda até onde podem ir confortavelmente, lembrando-se que têm ombros, olhos e cabeça, e movimentando os quadris. Coloquem sua mão direita em cima da cabeça e dobrem a cabeça para o lado esquerdo e para o lado direito. Agora observem, quando vocês dobram a cabeça para a esquerda o seu lado direito alonga-se, seu peito expande-se, as costelas abrem-se e algo muito curioso acontece — o lado direito de seu quadril distancia-se da sua axila direita. Na verdade, o lado direito de seu quadril aproxima-se do chão. No entanto, algumas pessoas impedem que este movimento seja executado pelo corpo; elas não podem se dobrar, não podem colocar a orelha esquerda no ombro esquerdo. Experimentem vocês e vejam o que acontece. Se vocês não movimentarem o lado direito de seu quadril, o pescoço ficará rígido e duro. Não é uma questão de exercício, podem fazer exercícios durante toda a vida e não conseguirão aproximar a orelha esquerda do ombro esquerdo. Na verdade é isso que as pessoas fazem, por isso ficam duras e rígidas. Podem imaginar algum animal ficando rijo, como os seres humanos ficam rijos quando envelhecem? Se os animais ficassem rijos, como poderiam se abaixar e caçar gazelas? Se isto acontecesse, não haveria uma continuidade das espécies. Os animais ficam velhos, porém não ficam rijos. Como é isso? Os seres humanos se recusam a reconhecer que também são animais. Dizemos que nossas qualidades humanas são superiores. Por quê? Porque nós as classificamos assim.

Porém, uma pomba que retorna a sua casa possui maior superioridade que qualquer ser humano que conheço. Até mesmo maior que Einstein. Se colocássemos Einstein num saco, e deixássemos o saco em alguma localidade longínqua, e dissessemos a ele "vá para casa" (risadas), ele seria tão tolo quanto eu se fosse colocado num saco e abandonado em algum lugar. Porém, uma pomba, retirada de um saco, voa direto para sua casa. Portanto, se uma pomba nos classificasse como as classificamos, diria: "Olhem, aquele professor tolo, premiado com o prêmio Nobel, não pode nem voltar para casa!"

Então, experimentem novamente. Com a mão em cima da cabeça, levem a cabeça para o ombro esquerdo e para o direito. Quando a cabeça vai para o lado esquerdo, o lado direito alonga-se, e este lado do quadril vai na direção do chão. Quando a cabeça volta para o lado direito, as costelas se comprimem e o quadril direito levanta-se do chão. Parem e voltem para o centro. Fechem os olhos, coloquem sua mão direita na frente e virem-se novamente para a esquerda, até onde é confortável. Abram os olhos e vocês descobrirão que seu nariz ultrapassou por uns vinte graus o ponto máximo de habilidade anterior. Isto é porque já estão conscientes de que o lado direito deve alongar-se. Chamamos isso de consciência através do movimento, não só consciência. Vocês também conseguirão a habilidade de fazer o que desejam sem precisar fazer exercícios. De qualquer forma, por que vocês fariam exercícios se vocês não sabem o que querem? Só podemos exercitar aquilo que sabemos.

Agora coloquem sua mão direita no seu ombro esquerdo, e virem-se para a esquerda, até onde for confortável. Coloquem sua mão direita novamente na cabeça. Já prestaram atenção ao comportamento do lado direito. Agora levem sua cabeça para o ombro esquerdo e observem o comportamento do lado esquerdo. Neste lado, todas as costelas se comprimem e a pressão no lado esquerdo do quadril é aliviada. Agora vejam, quando a cabeça vai para a direita, o lado direito encurta, o quadril direito vai na direção da axila direita, as costelas se comprimem, e o lado esquerdo, conseqüentemente, se alonga. O peso muda do lado direito do quadril para o esquerdo. Continuem e vocês verão que a pélvis faz uma pequena rotação e o ventre move-se da direita para a esquerda. É também o que acontece com o sexo, pois o ventre não pode mover-se separadamente do sexo. Vêem como tenho uma mente suja: penso em sexo todo o tempo.

Voltem para o centro, coloquem a mão direita na frente, fechem os olhos e lembrem-se do que já aprenderam e o que sentiram. Com sua decisão renovada de ir para a esquerda, virem-se, ainda mais suavemente, até sentirem o mínimo esforço e parem. Agora pensem na área do ventre e deixem-no cair um pouquinho para a esquerda. Observem qual lado alonga-se, qual lado encurta. Seu peso estará, conseqüentemente, no lado esquerdo do quadril. Voltem para o centro e virem-se novamente para a esquerda, até onde for confortável, e abram os olhos. Conseguiram avançar mais alguns graus? Lembram-se como definimos aprendizagem na primeira noite do nosso seminário? Dissemos que aprendizagem é fazer a mesma coisa de uma maneira diferente. Agora a rotação para o lado esquerdo tornou-se diferente do seu movimento normal? Você possui, então, uma maneira diferente de virar-se para a esquerda?

Que tal melhorar mais uns 20 ou 30 graus? Sentem-se como antes. [Moshe dirige-se ao homem com problemas no quadril, que precisou apoiar-se na mão ao sentar.] Veja o lado direito de seu quadril, movimente-o um pouco, vire-se para a esquerda e volte para o centro. Pode ver? Você não precisa de um quadril artificial, este que você tem lhe serve muito bem. Ainda não acabamos a lição. Quando acabarmos você terá um quadril tão bom quanto o meu. Não se preocupe comigo enquanto você faz o movimento e nem se preocupe em fazê-lo bem.

Uma outra doença do exercício é pensar que a simetria é importante. Para algumas pessoas, fazer o movimento para a esquerda e depois tentar fazê-lo para a direita é um impulso compulsivo. Uma pessoa do grupo faz isso constantemente. Assim, deixa de explorar todo o seu potencial para melhorar seu corpo. Também impede uma melhora maior porque mantém-se em certas posições, por causa desta preocupação sua. Simetria é uma idéia superficial e não existe em ser humano nenhum. Na verdade, os hemisférios esquerdo e direito não são iguais. Não são simétricos nas suas estruturas, nem nas suas funções. O hemisfério esquerdo do cérebro contém todas as coisas que aprendemos que são especificamente humanas. Isto é geralmente verdade para todas as pessoas que não são canhotas. A área de Broca 673, que fica no hemisfério esquerdo, está envolvida com a linguagem. O hemisfério esquerdo também envolve escrever, ler, escutar, executar músicas, para as pessoas que usam a mão direita. Estas funções não existiam no nascimento. Então, tudo o que aprendemos com a mão direita está arquivado no hemisfério esquerdo do cérebro.

Existiu um conde de Sienna, na Itália, que desafiou seus compatriotas a nadarem 200 metros com os olhos vendados, sem saírem de uma linha reta. Quem conseguisse tal proeza receberia metade de toda a fortuna do conde. Ninguém conseguiu. Mas todos se desviavam da linha reta para a direita ou para a esquerda? Para a direita. Similarmente, se você se perder num bosque, e andar em linha reta sem destino, retornará depois de duas horas para o mesmo lugar da partida. Se colocarmos duas bolas de ferro conectadas por uma barra de ferro, sendo uma maior e mais pesada e a outra menor e mais leve, ao movimentarmos este instrumento, a bola mais pesada fará um pequeno círculo e a menos pesada acompanhará o círculo da bola pesada. Portanto, o lado mais pesado do corpo é o lado para o qual nos viramos. Por que o lado direito do corpo é mais pesado? Porque o coração está somente um pouco para a esquerda e o fígado, a maior glândula do corpo, está totalmente localizado no lado direito. Assim, nós não somos simétricos.

Então, o que é que isso tem a ver com a nossa simetria? Vejam bem, se vocês aprendem ações simétricas, na verdade estão impedindo que o seu hemisfério dominante explore todo o seu potencial, pois logo que o lado dominante é engajado na ação, paramos e mudamos o movimento para o lado não dominante. No entanto, supõe-se que o lado direito faça uma Gestalt, e os detalhes serão removidos da nossa atenção. Tentar fazer movimentos simétricos nos transformará em idiotas simétricos. Certos animais nos quais a aprendizagem, comparada com a aprendizagem humana, é muito menor, possuem funções mais simétricas no cérebro do que seres humanos. A assimetria é a essência da superioridade humana. Como sugerem alguns cientistas, é nossa assimetria de funcionamento que nos dá nossa superioridade em resolver problemas e nos habilita a pensar e raciocinar sobre o futuro. Agora, se vocês se atrasam tentando fazer movimentos simétricos, e deixam o outro lado sem mudanças, vocês se sentirão diferentes naquele lado. Então, perguntarão: "Por que sou tão desastrada deste lado?". Fazendo o movimento assimétrico, a aprendizagem será transferida depois de uma hora para o outro hemisfério, internamente. Esta aprendizagem jamais será esquecida. Esta aprendizagem não é acadêmica, não precisará ser testada. Esta aprendizagem possuirá a mesma habilidade que vocês têm em respirar. Fará parte íntegra das suas funções.

Por favor, coloquem ambas as mãos no chão, próximas à sua coxa esquerda e apóiem-se com o peso equilibrado nas duas mãos. Prestem atenção ao movimento da sua pélvis e dos quadris, olhem para a esquerda com todo o seu corpo, incluindo a cabeça, olhos e ombros. Voltem novamente para a direita e observem que a pélvis gira e a nádega direita fica como se estivesse sentada no chão. Seu abdômen faz agora um movimento maior do que antes, como também o faz a pélvis. Agora, prestem atenção quando vocês se viram para o lado esquerdo. O ombro direito vai para a frente quando vocês olham para a esquerda e o esquerdo vai para trás. Quando vocês retornam para a esquerda, seu ombro esquerdo vai para a frente e o direito vai para a direita e para baixo. Assim sendo, na verdade sua coluna arqueia-se como se vocês estivessem movimentando o abdômen. Quando vocês vão para a esquerda, ficam mais alongados, e a cabeça se distancia da pélvis. Agora chegamos a uma complicação maior. Nós usamos algo durante toda nossa vida, sem saber. Possuímos uma pélvis que se movimenta, como também ombros, olhos e cabeça. Porém, observem que neste movimento tudo está indiferenciado, todas estas partes movem-se na mesma direção.

Agora, a combinação dos movimentos possíveis são 4 multiplicados por 3, multiplicado por 2, ou então 24 possibilidades. Destas 24 possibilidades da espécie humana, sem saber nós escolhemos as que são mais fáceis e negligenciamos as outras durante toda a nossa vida. No entanto, as pessoas acreditam que elas usam suas habilidades humanas. Eu digo que usamos só uma parte das 24 de nossas habilidades que é mais ou menos 5%. Observem as diversas combinações que podemos fazer com nossos dedos. Os movimentos com todos os nossos dedos juntos são menos diferenciados do que aqueles que usamos três dedos, de uma maneira, e dois de outra.

Para as pessoas que tocam instrumentos musicais, esta diferenciação precisa ser *enorme*. Para tocar uma série de sons rápidos é requerida uma diferenciação pela qual define-se a essência da verdadeira habilidade superior de aprendizagem humana (risadas).

Observem seu corpo, ombro, pélvis, pescoço, todas as partes indo na mesma direção, que é uma das 24 combinações possíveis. Vamos melhorar isto mais tarde. Coloquem sua mão direita na frente, fechem os olhos e virem-se para a esquerda, até o onde for confortável. Abram os olhos e notem o ponto de alcance. Voltem para o ponto inicial, quando começamos a lição. Vejam quantos graus vocês podem alcançar agora, com menor esforço.

Observem que esta melhora que fizeram não foi obtida através de exercícios, e sim pela diferenciação das funções que estavam indiferenciadas durante toda sua vida adulta, desde a sua maturidade sexual. Se vocês tivessem que exercitar para melhorar este movimento por duas horas, vocês iriam sentir dores no corpo por uma semana. Porém, em vez de cansaço, apesar das duas horas e meia em que estão sentados nesta posição idiota, quando se levantarem sentirão o corpo muito mais leve do que quando começaram. Isto porque criamos mudanças na organização, que são contrárias à experiência comum do mundo, pois a Integração Funcional ocorre de acordo com a maneira que a mente realmente funciona e vê as coisas sob outro prisma. Assim, exercício, exercitar é um hábito idiota. Foi imposto a nós pela atitude das religiões judaica e cristã.

Como assim? Estas religiões não permitem que as pessoas tenham prazer na vida, a não ser que paguem um alto preço, através do sofrimento. É somente porque pecamos e fomos expulsos do paraíso que temos o direito de viver. Esta é a interpretação que o homem tem de Deus. Este é o Deus que devemos amar (risada). Estas interpretações da maçã, do pecado original, do paraíso, como podem ver, são um monte de besteiras. No entanto, precisamos de tais religiões enquanto continuarmos nos mantendo indefesos, e não podemos confiar em nós mesmos. Precisamos da religião para nos mantermos unidos. Se dependêssemos dos nossos sentimentos, mataríamos uns aos outros, somos piores do que qualquer outra espécie.

Se observarmos a experiência de uma espécie, veremos algo curioso. O homem moderno pensa que ele pode separar o amor do sexo, e vê nisso um progresso, só que ele não sabe o tipo de problemas que está criando para si mesmo. Um livro chamado *Generations and Behavior* (*Gerações e Comportamento*), mostra este aspecto curioso. Se existir um hábito compulsivo em uma geração, a próxima geração questionará este hábito; negando-o, a terceira geração viverá em dúvida, e a quarta geração retornará ao hábito compulsivo. Em Israel, por exemplo, nós temos o *Kibbutzim*, onde são experimentadas as mais avançadas idéias socialistas. Engenheiros, médicos, filósofos deixaram tudo e foram trabalhar na terra, abandonando a propriedade privada. Uma sociedade comunista ideal onde cada pessoa faz o trabalho que pode fazer, e todas suas necessidades são supridas pela comunidade. As crianças são educadas por quem sabe educar e não existe religião, nem casamento. Os filhos não sabem quem são seus pais, pois eles praticam o amor livre. Este é o *sonho* da Califórnia no futuro (risadas).

Agora, 80 anos depois desta experiência, descobrimos uma coisa extraordinária, a geração mais jovem diz aos pais: "Não seremos idiotas, ultrapassados e quadrados como vocês, queremos ser casados por um rabino, esse negócio de amor livre é coisa ultrapassada". Como os pais e os avós nunca foram casados, não sabem como os filhos aprenderam tais valores. A nova geração força os pais a se casarem, pois os rabinos não casarão bastardos. Os rabinos se recusam a casá-los, pois talvez não sejam judeus e assim estragariam sua carga genética superior. A geração jovem tem feito exatamente o oposto de três gerações anteriores.

Como podem ver, o amor livre e o ateísmo não são tão simples como as pessoas pensam. Não se pode descartar estas velhas idéias, pois estão na organização da sociedade. Não foi por uma simples razão que inventamos a religião. O sofrimento humano e a dificuldade de autopreservação é parte disto. Podemos mudar gradualmente, mas não totalmente.

Vocês viram a melhora através de um trabalho assimétrico. Fizemos exatamente o oposto do que qualquer ser humano normal faria para virar-se para a esquerda. Porém, isto ajudou e facilitou, pois nós diferenciamos as artes e as funções até então indiferenciadas do nosso sistema nervoso. No entanto, ainda não terminamos, esta melhora é somente 40 ou 50% do que podem fazer. Continuaremos depois. Por enquanto, levantem-se devagar e caminhem devagar. Observem o quanto sentem que estão diferenciando a função, sem fazer praticamente nada, simplesmente pensando e falando. Descubram como seu lado esquerdo e direito se encontram. Façam um círculo em volta de si mesmos para a esquerda e depois para a direita. Observem a diferença entre um lado e outro. Como conseguiram isto sem fazer exercícios? Se tivessem feito exercícios não teriam aprendido um décimo do que aprenderam (aplausos.) Obrigado.

Depois de um bom descanso retornamos para continuar nossa aprendizagem. Sentem-se com a perna dieita dobrada para trás, como antes. Apóiem-se na sua mão esquerda. Vamos repetir os movimentos finais desta manhã. Coloquem ambas as mãos no lado esquerdo, perto da sua coxa esquerda, e apóiem-se nas mãos, equilibrando o peso entre as duas. Lembrem-se como a cabeça e a pélvis estão conectadas através da coluna vertebral. Ao começarem o movimento virando a cabeça, os ombros e o pescoço para a esquerda, sua pélvis move-se de tal maneira que o peso vai para a esquerda. Ao retornarem para a direita, vocês mudam o peso para o lado direito do quadril. Sua pélvis faz uma pequena rotação em volta de um eixo vertical. Neste movimento, tudo vai na mesma direção. Agora observem como o lado direito de seu quadril transfere o peso para o esquerdo. Um lado alonga-se e permite a rotação. Se contorcemos algo como uma mola, então a direção da contorção deve alongar-se, enquanto o outro lado se comprime. Aqui acontece a mesma coisa.

Continuem o movimento dos ombros para a esquerda e para a direita. Desta vez, movam a cabeça e os olhos na direção contrária dos ombros. Assim, quando os ombros vão para a esquerda, seus olhos e a cabeça vão para a direita e vice-versa. Este movimento diferenciado é estranho para vocês. Na verdade vocês descobrirão que fazem o contrário e pensam que estão fazendo o movimento certo. Continuem devagar e pensem com cuidado no que estão fazendo, até que ele se torne familiar, tal qual o simples movimento da cabeça e ombros indo na mesma direção. Parem e façam o movimento da cabeça e ombros indo na mesma direção. Vocês verão que este movimento já melhorou. Mudem para o movimento não familiar, cabeça e ombros em direção contrária. Observem que já vão mais para a esquerda, só porque o diferenciaram do movimento familiar, cabeça e ombros na mesma direção. Esta é a verdadeira aprendizagem. Aprendemos a fazer de outra maneira aquilo que já sabemos. Um dos problemas que temos nas nossas funções motoras deve-se ao fato de que não fazemos as diferenciações possíveis. Em alguns casos de lesão cerebral, podemos recuperar a função lesada com este processo de diferenciação.

Agora voltem para o centro, apóiem-se na mão esquerda e coloquem a direita na sua frente, indo para a esquerda até onde for confortável, sem fazer esforço especial ou alterar a respiração. Lembrem-se de todas as partes que diferenciamos. Observem que o efeito foi tremendo. Parem e simplesmente virem sua cabeça para o ponto de possibilidade inicial e vejam a diferença.

Agora, chegamos ao ponto que pode parecer loucura; no entanto, é uma das 24 possibilidades. Coloquem as duas mãos novamente no lado esquerdo e equilibrem o peso. Movimentem os ombros para a esquerda e para a direita, e a cabeça na direção oposta. Os olhos acompanham o movimento da cabeça. Agora os ombros vão para uma direção e a cabeça para outra, permitindo que os olhos acompanhem os ombros. Devagar, pois se fizerem com pressa cometerão erros. Por que este movimento é difícil? Se vocês observarem, descobrirão que estão, provavelmente, fazendo um movimento familiar. Parem e continuem devagar. Organizem-se para fazer o movimento. Vamos lá, cabeça e ombros juntos para a mesma direção. Agora a cabeça e ombros em direção oposta, os olhos acompanham a cabeça e depois acompanham os ombros. Vejam que a dificuldade está somente na mente, e não no corpo. Voltem para o centro e vamos experimentar de novo. Cabeça e ombros na direção oposta e os olhos acompanham os ombros. Vocês conseguiram, e é fácil. Por que isto se torna difícil, quando desejamos fazê-lo intencionalmente? Querem ver? Voltando para o centro, o movimento torna-se familiar. O movimento é fácil quando voltamos para o centro e começamos de novo. Mas quando *desejamos* fazê-lo, é uma coisa diferente. É como uma ereção que podemos ter naturalmente, porém se tivermos a intenção de consegui-la, fracassaremos. Por quê?

Agora, bem devagar, virem a cabeça e os ombros em direção oposta, movam os olhos acompanhando os ombros e voltem para o centro, fazendo o movimento novamente. Em vinte segundos vocês terão aprendido isto. Aí está a verdadeira importância. Se voltarem para o centro, poderão fazer o movimento sem cometer erros. De qualquer posição contorcida ou diferenciada, sempre voltem para o centro, para que o movimento torne-se mais fácil e para que o executem com mais coordenação. Voltando para o centro, conseguimos facilitar aquela combinação difícil. E observem que isto é um segredo esotérico. Gurdjieff nunca contou segredos esotéricos a ninguém, pois tudo aquilo que queremos fazer e não podemos é um segredo.

Vamos tentar de novo. Pensem no movimento, sua cabeça vai para um lado e os ombros para outro, com os olhos acompanhando os ombros. Continuem devagar e voltem sempre para o centro. Tentem em ambas as direções. Voltar para o centro não é a mesma coisa para todos. Porém, é a mesma coisa emocionalmente. Quando nos machucamos, somos insultados; quando alguém nos abandona num caso amoroso, vamos para casa chorar, pois é um lugar seguro e temos privacidade para fazer o que desejamos. Em público, o lugar mais próximo de casa é o centro do corpo.

Continuem o movimento, até que o movimento dos olhos e dos ombros seja feito facilmente. Parem um momento e movimentem os olhos e os ombros juntos, mantendo a cabeça estacionária. Quando terminarem este movimento, movimentem só os olhos para a esquerda, com a cabeça e os ombros estacionários. Agora movam os olhos e os ombros novamente, mantendo a cabeça parada. Parem e voltem para o centro. Agora vamos experimentar uma coisa bastante diferente que pode ajudar o movimento a melhorar ainda mais. Coloquem a mão esquerda na testa e a mão direita atrás da cabeça e rolem a cabeça entre suas duas mãos. [Moshe pede que três membros do grupo demonstrem.] Vocês vêem o que ela está fazendo? Podem ver a diferença? [Uma pessoa move o corpo todo enquanto a outra rola somente a cabeça, como pedi.] Na verdade, não existe nenhum movimento na cabeça dela, em relação às mãos. Só a parte debaixo do corpo se movimenta. Eu disse "rolem só a cabeça", mas as pessoas continuam cometendo erros desta natureza. O erro é tão geral que não se sabe como isso acontece. Poderíamos dizer que são idiotas? Bem, não são idiotas, são bastante inteligentes, porém seus sistemas nervosos não estão diferenciados. Eles só fazem o que *sabem* fazer, por hábito, como um pássaro que defeca durante o vôo. Agora, vamos experimentar rolar só a cabeça entre as mãos. O corpo fica estacionário e só a cabeça rola. O que é tão difícil? Por que as pessoas precisam mover o corpo inteiro para fazer este movimento? Vocês podem fazer ambos os movimentos, o correto e o incorreto? Os dois movimentos são bons, só que são maneiras diferentes de fazer a mesma coisa. Algumas pessoas fazem o mesmo movimento e pensam que estão fazendo dois movimentos diferentes. [Moshe direciona seu comentário a um membro do grupo.] O que você está fazendo? Não importa. Mesmo que você não esteja conseguindo fazer o movimento correto, aprenda, é melhor do que não aprender nada. Podem todos vocês fazer os dois movimentos? Alguns têm dificuldades no movimento dos olhos com os ombros. Vou demonstrar por que é tão difícil fazer um movimento tão simples. Vocês não vão acreditar. É curioso que tenham vivido dentro dos seus corpos durante toda sua vida e não sabem. Observem o que acontece. Coloquem a mão na testa e levem a cabeça para a esquerda, permitindo que a cabeça, a testa, a mão e os olhos sigam na mesma direção. Todos podem fazer isso, correto? Sim, ninguém precisa mexer o tórax para fazer isso. [Moshe fala com uma pessoa.] Vejam o que ele faz. Ele pensa nos cotovelos, porém não movimenta a mão direita. Faça de novo, por favor. Observem que movimento estranho ele faz com os cotovelos. Ele descobriu um truque para enganar a si mesmo. Mas tudo bem, ele aprenderá um pouco com este movimento, e o truque desaparecerá em um minuto. Observem o que acontece. Digam-me honestamente quem pensou nisso ou se alguém observou isso. Enquanto a mão direita rola a cabeça, a mão vai da direita para a esquerda e os olhos acompanham a mão. Este movimento é familiar, não é? Então, eu lhes disse que colocassem a mão direita atrás da cabeça. Vejam que quando a mão vai para a direita, os olhos e a cabeça vão na direção oposta, isto é, sua cabeça e seus olhos vão na mesma direção da mão esquerda, que é a direção contrária da mão direita. Isto só acontece se vocês realmente rolarem a cabeça. Do contrário, se vocês rolarem somente a cabeça com a mão esquerda, e não com a direita, então a mão direita irá na mesma direção da cabeça e dos olhos. A tendência é mover ambos na mesma direção. Vocês viram o que ele fez com os cotovelos? Ele evita virar a cabeça na direção contrária, e o cotovelo, portanto, movia-se na mesma direção. Se vocês rolarem a cabeça com ambas as mãos, os cotovelos irão na direção contrária um do outro.

Agora observem o que acontece, rolem a cabeça para a direita e olhem para a esquerda, vocês não entendem? Quando movimento minha mão direita da direita para a esquerda e rolo a cabeça, meus olhos e cabeça movem-se da esquerda para direita, ambos vão oposto ao movimento da minha mão direita. Eu faço o mesmo movimento e movo meus olhos junto com minha mão direita, então os olhos irão para a esquerda. Como uma coisa tão simples pode ser difícil? A dificuldade está em que toda vez que viram para a direita, os olhos também vão para a direita. Para poder ir na direção contrária, o corpo se movimentava, pois os olhos não sabiam para onde ir. Por isso, não podiam dissociar os olhos do movimento da mão atrás da cabeça. Assim sendo, seus olhos vão para a direita quando a mão direita vai da direita para a esquerda. Vamos fazer novamente. Movimentem os olhos para a direita, junto com a mão, como antes. Parem e movimentem os olhos para a esquerda. Ah bem, agora fizeram. Podem ver onde estava a dificuldade?

Se este movimento ficou claro, vamos retornar ao movimento que fizemos antes. Coloquem ambas as mãos no lado esquerdo da coxa esquerda e equilibrem o peso. Virem-se para a esquerda e para a direita com os ombros, olhos e a cabeça na mesma direção. Os olhos acompanham a cabeça. Agora, bem devagar, movam os olhos com os ombros e a cabeça vai na direção oposta. Voltem para o centro e levantem a mão direita na frente dos olhos, como antes, virem para a esquerda até onde for confortável e vejam até onde conseguem ir agora. Vocês estão investigando como podem evitar o enrijecimento, ao envelhecerem. Muitas pessoas param de usar o cérebro em outras situações que não sejam aquelas combinações familiares, desde a infância. Usam só uma das combinações possíveis. Este comportamento torna-se tão exclusivo que áreas importantes do cérebro são inibidas. Certos neurônios nunca disparam em nenhum outro padrão. Ao morrer, podemos transplantar o coração, o fígado e os rins, pois funcionam ainda muito bem. Então que partes morrem? Simplesmente as partes do cérebro que nunca trabalharam bem; são as partes que se tornaram esclerosadas. Estas morrem porque são incapazes de se mover. Algumas pessoas idosas podem lembrar-se claramente de acontecimentos vinte e cinco anos atrás; porém, não se lembram do que acontece cinco minutos atrás. Ou, às vezes, elas repetem a mesma estória outra vez. Generalizando, podemos dizer que ficamos caducos porque usamos tanto o mesmo padrão que este se esgota.

Agora vamos continuar, vamos ver se vocês já podem alcançar o limite de sua habilidade. Coloquem as duas mãos um pouco mais para a esquerda e movimentem os olhos, a cabeça e os ombros para a esquerda. Vejam se podem ver atrás de vocês, *mais* uns noventa graus. Ali se encontra uma pessoa que reclamou que o lado direito do seu quadril não era firme. Observem como ela faz o movimento com o lado direito do quadril agora, ela pode ver até a janela, uns 70 graus a mais. Aquela ali pode ver até o canto da janela, uns 20 graus.

Retornem para aquele ponto de possibilidade inicial. Voltem para o ponto possível agora e vejam até onde podem ir com facilidade. No entanto, não fizemos nada além de diferenciar algumas partes dos olhos e da cabeça. Deitem-se de costas e descansem um momento.

Aprendizagem é o tipo de processo onde aprendemos algo que podemos fazer de uma maneira diferente, aumentando assim a nossa escolha. A diferença deve ser significativa, do contrário a escolha não é livre. Ninguém nos força a fazer este ou aquele movimento, temos livre escolha quando falamos como nós nos movimentamos.

Podemos ver que não trabalhamos com o lado direito. Fizemos um movimento assimétrico. Vocês sentem que uma parte do seu corpo está melhor, está diferente, e a outra está como quando vocês chegaram, desastrada e desobediente. No seu lado esquerdo vocês percebem uma organização. Do lado direito, vocês estão como eram. Vocês não sabem o ponto máximo de sua habilidade, e não possuem nenhum senso de diferenciação. Por favor, sentem-se ao contrário, com sua perna esquerda para trás e apoiando-se na sua mão direita. Fechem os olhos e levantem sua mão esquerda na sua frente. Imaginem que vocês vão virar para o lado direito. Imaginem que vão movimentar os olhos na direção oposta, para a esquerda. Movimentem-se agora só um pouco para a direita. Nesta posição, imaginem que vocês estejam movendo os olhos para ver a orelha esquerda. Mantenham sua respiração leve. Agora imaginem que vão movimentar seus olhos para ver sua orelha esquerda, de tal maneira que os olhos deslizem no horizonte, uniformemente. Vocês perceberão que não é possível fazer absolutamente nada. Se vocês possuem a intenção de se movimentar, a organização já está presente. Podem perceber que na verdade seus músculos respondem aos estímulos dos seus pensamentos, mesmo que não executem movimentos amplos. Voltem para o centro, abaixem a mão e descansem.

Agora fechem os olhos e levantem a mão esquerda na sua frente. Movam a cabeça para direita o máximo possível, até onde for confortável. Enquanto imaginam este movimento, podem sentir o lado esquerdo do quadril. Observem se pensam em esforço ou se imaginam o movimento com a cabeça deslizando para a direita. Estão enrijecendo o peito ou a espinha, enquanto imaginam? O lado esquerdo de seu quadril levanta do chão e o peso transfere-se para o lado direito? Voltem para o centro e descansem. Levantem a mão direita novamente na frente dos olhos fechados e sigam para a direita, até onde for confortável. Fiquem nesta posição, abram os olhos e vejam. A imaginação foi mais eficiente do que o movimento, desde a primeira tentativa. Vocês simplesmente imaginaram dois movimentos e vejam o quanto alcançaram na primeira tentativa. Coloquem a mão esquerda na frente e fechem os olhos. Movimentem os quadris mentalmente, sentando-se na nádega esquerda. Mantenham-se imaginando, tentando organizar a intenção para agir. Porém, não usem os músculos ou articulações. É uma questão de movimento no seu cérebro e na imaginação.

Enquanto imaginam, observem que o joelho direito tenta se erguer. O que precisam fazer então com os ombros e com a cabeça? Façam cinco ou seis movimentos mentais, colocando a nádega no chão e levantando-a. Para poder pensar no movimento, vocês precisam sentir o seu peso, apoiando-se no ombro direito. Na verdade, vocês puxam o corpo, para que a espinha alongue-se e a cabeça fique mais alta. Movam-se para sentar agora sobre o lado esquerdo do quadril. Enquanto sentam-se no lado esquerdo do quadril, imaginem que estão distanciando o ombro direito da mão direita. Parem, voltem para o centro e descansem.

Coloquem sua mão esquerda na frente dos olhos novamente e com os olhos fechados virem-se para a direita o máximo possível, até onde for confortável. Abram os olhos e vejam o quanto vocês alcançam agora. Observem que foi mais eficiente pensar do que fazer o movimento. Muito bem, agora, sigam novamente para a direita e coloquem a mão esquerda em cima da cabeça. Lembrem-se que quando levam a orelha esquerda para o lado esquerdo, o lado esquerdo de sua nádega precisa se levantar do chão, o quadril esquerdo aproxima-se da axila esquerda. O lado esquerdo comprime-se como uma sanfona e depois abre-se como um leque japonês. Observem como a cabeça dobra-se para a esquerda e depois para a direita. Percebam algo que não tinham percebido antes. Se imaginam dobrar a cabeça para a direita, as costelas do lado direito do seu peito se distanciarão do seu cotovelo direito. Façam o movimento e observem como é verdade. Parem o movimento e continuem observando. Enquanto vocês imaginam, descubram o quanto aumenta o espaço entre o braço direito e suas costelas no lado direito. Imaginem também sua nádega esquerda tocando o chão. Sintam que a coxa direita tende a erguer-se um pouco e, assim, os músculos do abdômen começam a tremer como se fossem fazer alguma ação. Continuem imaginando que levam sua orelha direita para o ombro direito e a esquerda para o ombro esquerdo. Aumentem o movimento na imaginação e observem todas as coisas que sentem, por exemplo, o aumento do espaço entre o braço direito e as costelas do lado direito, o encurtamento de um lado e o alongamento do outro. Descansem e voltem para o centro. Levantem a mão esquerda na frente dos olhos e confortavelmente virem-se para a direita, o máximo possível. Pensem em tudo o que sentiram. Vejam como o pensamento é eficiente: vocês conseguem mais com menos esforço. Os músculos do lado direito não se cansarão, e o movimento será incomparavelmente mais leve do que no outro lado. Portanto, sem fazer nada, vocês conseguirão melhorar em um décimo do tempo.

Fechem os olhos e coloquem ambas as mãos no lado direito da sua coxa direita. Pensem na distância entre o seu cóccix e o topo da sua cabeça. Se quiserem virar-se para a direita, o que sua pélvis, seu ventre e suas pernas precisam fazer? Simplesmente imaginem. Pensem que vão movimentar os ombros, a cabeça e os olhos na mesma direção. Agora, na sua imaginação, movimentem os ombros e a cabeça em direções opostas, três vezes. Seus ombros movimentam-se para a direita e sua cabeça e os olhos para a esquerda. Agora os olhos podem ir com a cabeça para a esquerda e podem ir com os ombros para a direita.

Imaginem que quando vocês movimentam a cabeça na direção oposta, o que fazem com os olhos? Vocês podem decidir, vão movimentá-los com os ombros ou com a cabeça. Digo-lhes que se refletirem sobre isto, mesmo que não consigam ser bem-sucedidos no movimento, só o fato de terem tentado diferenciar o movimento proporcionará uma melhora muito maior. Se virassem agora para a direita, não acreditariam. No entanto, deixem as mãos como estão, virem-se para a direita e vejam o quanto podem ir agora. Observem que tipo de contorção fazem quando voltam para o centro, e sem terem feito nada. Experimentem mudar as pernas, qual lado é mais confortável? Quando sentam com a perna direita para trás, virem-se para a esquerda e sintam este movimento. Continuem até onde conseguirem e notarão a diferença. Troquem as pernas, a perna esquerda para trás, e observem o que sentem ao fazer o mesmo movimento para o outro lado. Qual lado é mais fácil? O lado que trabalharam bastante ou o lado que trabalharam com a imaginação? Continuem experimentando até que possam equilibrar os dois lados.

Agora pensem no lado mais fácil e tornem também o outro lado fácil. Enquanto fazem isso, o "corpo *callosum*", que conecta o hemisfério cerebral esquerdo com o direito, o qual é composto de alguns bilhões de fibras nervosas, transfere constantemente informações de um hemisfério para o outro. Assim sendo, tudo o que uma metade do cérebro e uma metade do corpo aprendam a fazer é transferido para o outro lado. O que uma metade do cérebro aprendeu passa para o outro lado do corpo, e o que uma metade do corpo aprendeu passa para o outro lado do cérebro. Este é o tipo de aprendizagem que faz com que o homem seja um gênio humano. É isto que nos dá o direito de nos chamarmos de seres humanos. Vocês não estarão mais limitados só por uma das 24 possibilidades e não passarão a vida toda repetindo um só movimento, mecanicamente.

Mudem as pernas, façam de um lado e depois do outro. Observem para qual lado é mais fácil se virar. Imaginem o movimento dos pés, pélvis, abdômen, ombros, pescoço e olhos. Movam-se para a direita e para a esquerda. Os olhos acompanham os ombros ou a cabeça? Enquanto fazem o movimento, alonguem-se e expandam-se. E agora observem, quando a perna direita está dobrada para trás e estão apoiados na mão esquerda, qual é o seu limite máximo?

E quando a perna esquerda está para trás e estão apoiados na mão direita, indo para direita até o limite máximo, qual é o ponto? Observem que todos os movimentos auxiliares que fizemos foram somente para facilitar a aprendizagem. Depois que aprendemos, podemos nos desfazer deles. Observem que agora podem ver a janela sem precisar levantar a pélvis. Observem seus corpos e façam-no alongar-se. Observem quais as partes que mantêm-se rijas. Estas são as partes que precisam parar de trabalhar. Para alcançar aquele ponto pensaram que precisavam levantar a pélvis. Não mantenham o tórax rijo em relação à pélvis. Não existem limites para a imaginação no pensamento. Se existissem, não poderíamos voar daqui para Tóquio. Não teríamos Telstar e não teríamos ido à Lua. Em alguns domínios ainda mantemos um só padrão das 24 possibilidades. Especialmente em relação às organizações, governos e imposto de renda. Sempre mantemos as maneiras antigas e automatizadas de fazer as coisas, considerando os preceitos religiosos. Até o presidente vai à igreja aos domingos, senão não seria presidente. Eu não tenho nada contra ir à igreja aos domingos, desde que seja de livre escolha. Porém, não é nossa livre escolha. Inflação, poluição e outros problemas similares existem porque possuímos um só padrão mecanizado. Para alguns povos levou cinco séculos para que percebessem que se jogassem suas fezes no oceano, este ficaria poluído com fezes. A região do Mediterrâneo possui doze cidades, com mais de dois milhões de habitantes e o esgoto de todas elas desemboca no Mediterrâneo. Por quanto tempo o Mediterrâneo ficará despoluído? Se pensarem nisso, verão que os padrões nunca foram desafiados, são aceitos, e nos mantêm distantes de sermos seres humanos responsáveis, para podermos fazer o melhor por nós mesmos.

Agora, bem devagar, levantam-se e caminhem. Observem como se sentem. Virem-se para trás e para os lados enquanto caminham. Façam isso como se tivessem estacionando um carro. Podem olhar para trás completamente e andar sem nenhuma dificuldade. Olhem para a frente, para trás e para os lados. Algumas pessoas idosas podem somente olhar no espelho retrovisor enquanto dirigem um carro; no entanto, agora elas conseguirão olhar para trás. Como poderíamos esperar que um grupo tão variado de pessoas, gordas, magras, idosas, jovens, barbudos e sem barba, poderia aprender com tanta facilidade? Podem observar que a aprendizagem é *geral*? Não é o mais sabido que aprende, não é o melhor aluno da classe que aprende. Todos aprendem. Acredito que isto seja a verdadeira aprendizagem. Vamos descansar (aplausos).

LIÇÃO OITO

A SÉTIMA VÉRTEBRA CERVICAL

Por favor, ajoelhem-se. Coloquem o dorso na sua mão direita dentro da palma da mão esquerda, coloquem-nas no chão, na sua frente. Curvem-se para a frente e coloquem a testa nas mãos. Balancem para a frente e para trás, com a pélvis, devagar. Observem o que estão fazendo. Quando vão para a *frente*, o meio da sua coluna aproxima-se ou se distancia do chão? O que acontece com o resto do corpo? Podem sentir qual a vértebra que se distancia do chão? O abdômen está contraído? Em que ponto curva-se a coluna? Quais as vértebras que se curvam?

Continuem devagar e imaginem que sabem onde se encontra o ânus. Observem qual vértebra é a primeira a levantar entre o ânus e o pescoço. A maioria das pessoas possui cinco vértebras lombares. Observem qual a vértebra atrás do peito que se levanta mais alto. Posuímos três costelas flutuantes. Vejam se a última costela flutuante se levanta ou não. Esta parte do corpo se curva ou não? Quando pergunto, não espero uma resposta. Eu sei. a resposta. Guardem-na para si mesmos. Observem que entre os ombros existe uma grande vértebra, que geralmente é rodeada de gordura em algumas pessoas, o que lhes causa inconvenientes. Enquanto fazem o movimento, observem se esta vértebra se movimenta. Podem sentir se as omoplatas se aproximam quando vão para a frente e distanciam-se quando vão para trás? Muitas pessoas ignoram que isto acontece e só podem fazer este movimento se fizerem um grande esforço.

Mantenham a respiração leve e façam um movimento suave. Façam um pequeno movimento para que a coluna entre as omoplatas impulsione o corpo para a frente e para trás. Não limitem sua habilidade; porém, comecem devagar. Assim terão a chance de descobrir como é a sensação neste local e como melhorarão. Agora movimentem sua pélvis para a frente, de tal maneira que o meio da coluna entre as omoplatas movimente-se *mais* para a frente e as omoplatas *fiquem* para trás. Sintam que a coluna entre as omoplatas movimentou-se para a frente. Fiquem nesta posição e soltem a coluna para que se afunde entre os ombros, aproximando as omoplatas de modo que se toquem uma a outra. Parem e descansem.

Deitem-se de bruços, sobre o abdômen, coloquem ambos os cotovelos em cada lado do corpo e apóiem-se neles. As mãos ficam na frente, como as patas de um cachorro, ou uma esfinge. Os ombros estão na mesma direção dos cotovelos. O que faria um cachorro com sua inteligência? Os cotovelos não podem estar nem muito perto, nem muito longe. Julguem por si mesmos. Devem estar de tal maneira que poderiam suportar uma pessoa nos ombros.

Agora olhem para o horizonte e afundem a coluna entre os ombros, aproximando as omoplatas. Empurrem o chão com os cotovelos, para que as omoplatas se distanciem e a coluna se levante. Sua cabeça levanta-se com a coluna, porém mantém-se fixa em relação à coluna, para que os olhos continuem olhando para o horizonte. Não existe um lugar perfeito para os cotovelos. Podem sentir isto?

Experimentem colocar os cotovelos mais para trás e mais a frente, para descobrirem o lugar certo, onde os cotovelos possam apoiar o peso do corpo, sem que os músculos não tenham que fazer este trabalho. Agora olhem para o horizonte e afundem a coluna entre os ombros, porém não mudem a maneira da cabeça olhar para o horizonte. Afundem e levantem a coluna, até que se torne um movimento fácil e simples. Agora usem somente o seu cotovelo direito para empurrar a coluna para cima, sem fazer nenhuma pressão no chão com o seu cotovelo esquerdo. Façam o movimento só com o cotovelo esquerdo, e o direito não faz pressão alguma no chão. Agora usem os dois cotovelos e afundem e levantem a coluna. Observem: qual vértebra vai para a frente mais do que qualquer outra? Qual vértebra aproxima-se mais do teto? Não poderão perceber, se permitirem que o queixo aproxima-se do peito. A cabeça deve manter-se fixa, estacionária, do contrário uma outra vértebra levantará mais.

Agora, por favor, olhem para o teto, afundem a coluna e levantem. Podem ver que as omoplatas aproximam-se e distanciam-se, os ombros ficam mais estreitos e mais largos. Olhem para o teto. Parem e descansem por um minuto. Devagar levantem-se e caminhem observando o que sentem. Onde está a cabeça enquanto caminham? Como está sua respiração? Qual é a distância entre os ombros?

Deitem-se novamente, desta vez de costas. Levantem a cabeça e olhem para o horizonte, com a ajuda das omoplatas. Coloquem os cotovelos de tal maneira que possam apoiar-se neles. Com as pernas esticadas, permitam que os pés fiquem abertos, apoiados na lateral. Olhem para o horizonte, na frente. Afundem e levantem as omoplatas sem mudar a posição da cabeça. São os braços, ombros, omoplatas e clavículas que agora movimentam a coluna. Observem qual vértebra está sendo impulsionada para a frente. Façam o movimento algumas vezes. Observem que a cabeça distancia-se da pélvis e fica mais alta. Observem o que acontece com a pélvis. Precisam levantar a pélvis do chão? Claro que não. Façam cinco movimentos, um mais simples do que o outro, sucessivamente. Agora não movimentem a coluna e movimentem os ombros para a frente e para trás. Sua coluna afunda entre os ombros ou não? Agora, se os ombros vão para trás, afundem a coluna entre eles. Fiquem nesta posição e movimentem os ombros para a frente e para trás. Descobrirão que não poderão mover os ombros, a menos que a cabeça levante-se um pouco. Agora movimentem os ombros mais para a frente e mais para trás. Tragam os ombros para o centro, fiquem nesta posição e afundem e levantem novamente a coluna. Observem o que acontece na testa. Observem se precisam fazer movimentos com o abdômen e com o peito. O movimento deve ser feito somente com a coluna e com os ombros. Para algumas pessoas, o movimento é muito difícil. Algumas pessoas forçam as costas e não percebem. Isto acontece porque a distância entre as costas e o chão aumenta; assim sendo, é impossível afundar a coluna. Precisamos fazer o movimento errado e o certo para podermos saber o que é correto. Se não sabemos contar mentiras, então não podemos contar verdades. Simplesmente afundem os seus ombros e levantem-nos. Alguns continuam forçando as costas. Enquanto fazem o movimento, pensem em contrair o peito e a parte superior das costas. Isto é o que estão fazendo, na verdade. Não existe nenhum movimento nos ombros ou na coluna quando contraem o peito. Pensem na posição da cabeça. A testa vai para a frente e para cima e a cabeça também vai para cima. Vocês não precisam das costas. Imaginem que possuem um abacate na cabeça e ele não pode cair. Afundem os ombros e levantem-nos. Assim, não forçarão as costas. Podem sentir a diferença.

Experimentem novamente. Forcem as costas até que o abdômen fique rijo. Façam o movimento sem forçar as costas, só com os ombros, e observem que a cabeça fica mais alta. A menos que cometam o erro, não poderão ficar livre dele. A primeira aprendizagem da espécie humana é feita desta forma. Isto é, eliminando o que for inútil para a atividade. Um recém-nascido não pode fazer a coisa certa, pois não sabe o propósito das coisas ainda. Simplesmente movimenta-se e quando alguma coisa interfere na sua ação, algo que seja parasítico ou inútil, ele pára de fazê-lo. A criança vai, aos poucos, descobrindo a errar e a corrigir. É assim que aprende a caminhar. Assim sendo, quando eliminamos movimentos inúteis e parasíticos, estamos nos corrigindo para aprender. Falamos sobre isto antes. Uma criança com paralisia infantil não pode aprender porque ela não possui movimento parasítico, cada tentativa é uma outra ação inútil, porque a sua condição é errática e desorganizada. Assim sendo, ela não possui nenhum movimento para eliminar, e não sabe como fazer para melhorar. Nós podemos eliminar movimentos parasíticos inúteis e supérfluos, e possuímos assim uma voz clara e vibrante.

    Ajoelhem-se novamente e coloquem a mão esquerda dentro da direita, e coloquem-nas no chão. Apóiem a testa nas mãos e afundem a coluna entre os ombros; levantem-se e vejam a diferença. Comparem este movimento com o movimento inicial. O meio da coluna e o esterno devem se mover. Separem os ombros para que o meio da coluna possa afundar. [Moshe fala para alguém do grupo:] Não, assim não. Você movimenta aos ombros para a frente e faz um movimento diferente com a coluna *somente* porque move o seu peito. Assim, não existe nenhuma diferenciação. Em vez de afundar a coluna, você movimenta os ombros para a frente. Algumas pessoas pensam que isto é afundar a coluna. Movimente os ombros para trás, veja que este é um movimento diferente. Vá para a esquerda e para a direita, as omoplatas separam-se. Para algumas pessoas isto é tão difícil quanto morrer. [Moshe pede ao grupo que observe quatro membros que fazem o movimento de diferentes maneiras.] Observem o quanto ela afunda a coluna entre os ombros e vejam o que ela faz com o resto do corpo, a cabeça e a pélvis. Observem este aqui, nenhum movimento na pélvis. Porém este separa os ombros, em todos os outros, os ombros fazem movimentos irrelevantes. Ele precisa melhorar a pélvis um pouco. Porque ele nunca aprendeu a diferenciar a coluna. [Moshe fala diretamente com um dos membros.] Você pode sentir que os seus ombros estão se movimentando agora? No entanto, você continua movimentando-os para a frente. Faça o que fez antes, o que for confortável. Veja você move-se para a frente e para trás, e a coluna não afunda, porque continua curvada. Observem, a coluna é especialmente curvada no lado direito do peito. Você continua movendo-a para a frente desnecessariamente. Assim está melhor. Leve ambos os ombros para a lateral. Vejam como é difícil. Bem, agora vamos corrigir todos os erros que vimos. Somente depois vocês saberão como movimentar-se corretamente. Primeiro experimentem todos os erros que os outros fizeram. Aprender a movimentar-se erroneamente é mais instrutivo do que aprender a fazer a coisa certa. O certo se tornará mais certo eliminando-se todos os movimentos inúteis. Bem, se podem fazê-lo errado então podem fazê-lo corretamente. Descansem. Vou contar uma estória para que possam rir.

    A Sociedade Teosófica acreditava que poderia salvar o mundo, procurando um salvador da maneira que os tibetanos procuram por um dalai-lama. Existem regras no Tibete e em outros lugares para achar um rei ou um guru quando nascem, pelas estrelas. Os teósofos tentaram fazer a mesma coisa e encontraram um indiano que tinha dez filhos. Uma daquelas crianças era a pessoa que eles queriam para ser o salvador. Desejavam levar o menino para educá-lo e para ser futuramente o novo messias, uma pessoa que mudaria o mundo, acabaria com as guerras e usaria os recursos do mundo para melhorá-lo. Esta criança foi Krishnamurti. Quando tentaram levá-lo, ele se recusou porque não queria deixar um dos seus irmãos. Os outros não importavam, mas deste irmão ele não queria se separar. Assim, levaram os dois irmãos. Criaram Krishnamurti e o educaram para ser o líder do mundo. Ele foi mandado para estudar em Oxford, aprendeu chinês e foi educado para ser uma pessoa superior. Quando ele completou 18 anos, os teosofistas de todo o mundo se reuniram em Ceilão para coroar Krishnamurti para ser o líder. Deram-lhe dinheiro para que organizasse o mundo e para formá-lo melhor.

Todas aquelas pessoas acreditavam que eles tinham idéias de como os seres humanos deviam viver entre si, e que essas idéias e o dinheiro que tinham para organizá-las eram o suficiente para que isto fosse feito. Bem, Krishnamurti, que foi educado para aprender a verdade através de professores extraordinários, e também era uma pessoa extraordinariamente inteligente, levantou-se e disse: "Eu me recurso a ser líder desta Sociedade que pensa poder melhorar a condição humana. Acreditam estar fazendo a coisa certa, pois sentem-se superiores aos outros seres humanos, e crêem que podem ensinar os outros a serem melhores. Porém, se vocês acreditam que são superiores, eles se recusarão a aprender com vocês, eles os odiarão. Vocês acreditam ser as melhores pessoas do mundo, e acham que sabem o segredo de como as espécies devem viver. Eu os vejo como egocêntricos e arrogantemente superiores, pois não são melhores que as outras pessoas; na verdade, são piores, pois se consideram os melhores. Se todas as outras sociedades viessem a ser como vocês, seria um desastre. Seria uma fonte de guerra constante e uma fonte de desequilíbrio do mundo. Quem pensa ensinar outrem por se crer superior, não sabe que são somente simples seres humanos como todos os outros. Assim sendo, ensinem a vocês mesmos. Não ensinem a ninguém. Usem este dinheiro para melhorar a si próprios. Não desejo me vincular com pessoas que se crêem superiores".

Portanto, um dos ensinamentos principais de Krishnamurti é: "Não ensine, aprenda". Ele teve muitos problemas e muitos fracassos na vida. Eu acredito que Krishnamurti foi um ser humano extraordinário. Se lerem alguns dos seus livros, ficarão surpresos ao descobrirem um ser humano que não ensina e, no entanto, podemos aprender muito com ele. Simplesmente ele demonstra sua própria experiência e pede que consideremos isso. Ele não diz faça isso ou faça aquilo. Aqui, nós fazemos a mesma coisa. Para perceber o que é correto, precisamos fazer o que é incorreto. Portanto, vamos cometer todos os erros que vimos. [Moshe aponta agora detalhes de como vários membros do grupo realizam o movimento, e pede ao grupo que observe cada um deles.] Observem o peito, a pélvis e a coluna dela. Vejam como a cabeça dela balança com o queixo para baixo. Se observarmos os outros podemos ver que a pélvis se movimenta; porém, a coluna não afunda e vai para a frente. Aquele outro balança o queixo e os ombros movem-se para a frente e para trás, e não se movem da direita para a esquerda. Esta aqui movimenta a pélvis, porém os ombros vão para cima, para baixo e para trás, a parte da coluna que levanta está abaixo dos ombros. Aqui está alguém que movimenta os ombros para a frente e para os lados. Este aqui praticamente não movimenta a pélvis. Experimentem estas variações. Experimentem com os cotovelos, colocando-os mais próximos ou mais separados.

[Moshe fala com uma das pessoas.] Coloque os seus cotovelos onde você deseja que eles fiquem. Agora afunde sua coluna entre os seus ombros. No primeiro movimento que você fez, forçou os músculos do abdômen desnecessariamente. Agora observem, seus ombros distanciam-se e não se movem para a frente e para trás. Sua coluna levanta exatamente entre os ombros. Este movimento é feito pela sétima vértebra cervical. Segure os meus dedos entre seus ombros. [Moshe coloca seus dedos entre as omoplatas da pessoa.] Aperte-os aproximando as omoplatas e agora separe as omoplatas.

[Moshe faz a mesma coisa com outra pessoa.] Faça a mesma coisa. Observem que não existe praticamente qualquer movimento entre as omoplatas dela. Tente outra vez. Aproxime as omoplatas e segure minha mão. Observem que ela movimenta as omoplatas para fora, e não as aproxima. Bem, tudo isto vai melhorar.

Agora continuem o movimento devagar e suavemente, para que possam eliminar todos os movimentos inúteis. Poderão organizar o corpo somente quando fizerem o movimento suavemente, devagar, sem tentar fazer o movimento correto. Não existe prejuízo nenhum em se fazer o movimento incorreto. No entanto, existe um grande prejuízo se não usarem tudo que é possível para alcançar um grau mais alto de perfeição e de satisfação para si mesmos.

Façam um pequeno movimento, certificando-se de que os ombros apenas aproximam-se e distanciam-se. Agora vocês estão afundando a coluna. Quando conseguirem, perceberão o quanto são belos ao fazerem o movimento. Quando caminharem, terão uma cabeça nova, um pescoço novo e um novo par de ombros.

Descansem e levantem-se devagar, caminhem e observem como se movimentam a cabeça e os ombros. Observem se estão fazendo uma coisa que nunca fizeram antes. Podem perceber que ficam em pé de maneira diferente? O equilíbrio da cabeça, do corpo e dos ombros é diferente da maneira habitual? Caminhem um pouco e observem o que acontece. Movimentem os ombros para a frente e para trás. As omoplatas aproximam-se e separam-se. Agora esqueçam tudo o que aprenderam. Vamos descansar um pouco. Obrigado (aplausos).

DISCUSSÃO: TENTANDO ESQUECER

Por favor, tentem esquecer tudo o que aprendemos desde o primeiro dia até hoje. E, tentando esquecer, vejam se pelo menos possuem uma idéia do que fizemos. Vocês se lembram como foi que começamos? Se não se lembram, então esqueçam. Tentem esquecer o que não se lembram. Lembram-se do que fizemos ontem? Bem, não deve ter dificuldade em lembrar disso. O que fizemos ontem à tarde? Alguém se lembra daquele maldito movimento de afundar a coluna entre os ombros? (risadas) Bem, existe uma outra maneira de lembrar: fazendo exercícios. Fazendo o movimento cinqüenta vezes, descansando e fazendo mais cinqüenta vezes. Vão se lembrar pelo menos por uma noite, pois estarão doloridos ao levantarem no dia seguinte. Esta é uma maneira de se lembrar. Lembram-se como chegamos ao movimento de afundar/encaixar a coluna entre os ombros? Lembram-se que fizemos o movimento de duas maneiras, uma de bruços e outra de costas? Por que será que me passou pela cabeça apresentar esta lição, e por que apresentei-a ontem e não anteontem? Podem ver alguma ligação entre o que fizemos e a pergunta que foi feita sobre os olhos? Vocês lembram-se da resposta e como consideramos o corpo nos termos da força da pélvis? Lembram-se que mostramos como a pélvis é mais forte do que os dedos, os cotovelos, os joelhos e as pernas, e como a pélvis possui os músculos maiores, incluindo os glúteos, os quadricípites e o forte músculo abdominal inferior? E depois vimos que a cabeça é como um cofre que contém algo tão precioso que nem a própria pessoa pode tocar, de tão valioso que é? Vimos que a cabeça e a pélvis são de tal forma estruturadas no sistema nervoso, que se uma não estiver ligada à outra, não podemos usar a força intencionalmente. Podem ver que não foi por acaso que fizemos o que fizemos? Qual seria o propósito de tudo isto? Vejam, se não posso movimentar minha coluna nem meus ombros, conseqüentemente minha cabeça está limitada. E se alguém me chama pelas costas, e não estou preparado, como posso atender a este chamado? Até que eu me organize para executar o que é necessário, um grande espaço de tempo e um grande esforço serão empregados inutilmente, não é?

Então por que fazer a lição com a mão na frente? Para fazer com que a cabeça possa observar e explorar todo o horizonte... Por que diferenciar os olhos? Para que possam girar facilmente. É como se estivessem andando de bicicleta, entre dois carros em movimento. Precisamos olhar para a direita e para a esquerda, enquanto vamos para a frente e prestamos atenção ao equilíbrio. A pélvis vai sempre para a frente, é a fonte de força que nos movimenta para a frente. Porém a informação e a intenção de ir para a frente depende de ambos os lados permitirem acesso entre os carros. Para isto, precisamos movimentar os olhos. Se vocês estão se movimentando para a frente e não movimentam os olhos, não sobreviverão cinco segundos. Chamamos a isto de diferenciação. Assim, tudo o que fizemos durante o dia inteiro possuía uma única linha de pensamento: responder à pergunta sobre a organização dos olhos.

Muito poucas pessoas vão além do desenvolvimento e aprendizagem normal que ocorre durante a infância, até a maturação sexual. Pensamos que somos perfeitos porque aprendemos uma das 24 possibilidades. Que é o movimento conjunto dos olhos, cabeça e ombros? Durante todo dia de ontem falamos sobre este tema. Trabalhamos com este tema em aproximações sucessivas, respondendo à pergunta não formulada: por que existe um relacionamento entre a cabeça e os olhos? Porém a questão mostra um desenvolvimento infantil de todo o grupo, incluindo a mim também. Antes, enquanto não sabíamos que este relacionamento era somente uma das 24 possibilidades, ninguém se preocupava com isto. Num lar católico aprendemos somente sobre a religião católica e ignoramos todas as outras. Não são de importância nenhuma. Num lar judeu é a mesma coisa. Num lar muçulmano também. Porém, se queremos saber mais, se queremos ser humanos, precisamos descobrir que não são só os muçulmanos e os judeus que possuem um só Deus, mas que também outras religiões acreditam neste Deus único. E que em outras religiões nada tem a ver com Deus. Por exemplo, o budismo verdadeiro não tem nada a ver com Deus. O próprio Buda não falava sobre Deus. Ela falava de um modo de vida que fazia a miséria parecer confortável. Ele foi um príncipe que possuía uma bela esposa, que lhe deu um filho. Assim que este filho nasceu, ele partiu e passou muitos anos dentro de uma caverna, meditando sofre o sofrimento humano, sobre o medo da morte, e por que seu filho tinha que morrer. Ele falava de um modo de vida que não tinha a ver com Deus. Porém, alguns dos seus discípulos relacionaram suas idéias com Deus. Existe um de seus discípulos na Suíça que relaciona a ioga e o budismo e diz que são a mesma coisa que a religião cristã. Então, quando falamos em religião, precisamos saber que existem Lao Tze, Shinto, Confuncius, Zarathustra, e também os egípcios com seus Appis e o boi sagrado. Quando falamos neste assunto, precisamos nos dar conta de quantas religiões existem; porém, geralmente só uma delas nos é familiar. A mesma coisa acontece aqui. De todas estas possibilidades nós só conhecemos uma.

Agora, do que vocês se lembram? É mais fácil lembrar quando existe uma ligação. Sem o sentido de uma interconexão sensível e inteligente, não podemos nos lembrar dos detalhes. Alguém de vocês lembra-se que o número 7 vem depois do número 6, ou que 93 vem depois de 92? Por quê? Porque existe uma lógica natural na seqüência dos números. Se pegássemos uns dados e colocássemos alguns números neles e depois os misturássemos, ao escolher um número, se este fosse 87, como saberíamos se 87 viria antes ou depois de 92? Não poderíamos prever se o próximo número escolhido seria 92, pois não existe uma lógica neste método. Em outras palavras, somente porque possuímos uma seqüência progressiva de números, podemos classificar qualquer número e colocar este número na ordem certa. Não faríamos isso se não soubéssemos desta ordem. Se perguntarmos a algumas pessoas primitivas que nunca estudaram, observarão que elas usam outras maneiras de calcular.

Quando eu fui um *halutz*, um trabalhador em Israel, vivíamos no deserto. A população árabe de um lado e a judia de outro. No meio, estávamos construindo. Comprávamos nossos mantimentos de um árabe. Aprendi, que *bethojan* significa berinjela e como dizer em árabe *chtiar, muchalem*. *Chtiar* é picles. Ele não sabia ler ou escrever, porém era muito inteligente. Ele possuía uma clientela de uns cinqüenta judeus e uns duzentos árabes, que compravam fiado e lhe pagavam no fim do mês. Na sociedade moderna, as pessoas anotam suas contas e duplicatas de crédito. Porém, ele não sabia escrever. Então, o que fazia ele? Sabia que o homem de bigodes comprou picles na primeira sexta-feira, e no final do mês dizia: "Como pode ser que eu lhe devo 70 piastras?". O árabe respondia: "Olhe, na primeira semana da lua você veio aqui numa terça-feira e comprou bananas e pão, foram 17 piastras e meia, na outra semana, na lua minguante, você comprou picles e berinjela e ficou me devendo 70 piastras". Este árabe fazia isto com todas as pessoas que usavam seu estabelecimento e compravam fiado. Ele podia dizer de onde vinham, como estavam vestidos e com quem vinham. Nunca cometeu um erro. Tudo isto ele fazia sem saber ler ou escrever. Ele possuía pistas de memória que escapavam da nossa percepção. Vocês nunca poderiam fazer isto. Podem ver que nossa simples maneira de fazer as coisas não são tão simples como parecem.

Falamos sobre como usamos os olhos para ver constantemente o mundo. Falamos também sobre como movimentamos nossos olhos, cabeça e corpo juntos para executar movimentos de nossa vida cotidiana. Os beduínos e yemenitas não aprendem a ler como nós. O professor ensina com um único alcorão, e a maioria das crianças não podem comprar um. Todas as coisas que aprendemos eles aprendem pelo menos duas combinações, não uma só. Primeiramente, me surpreendi com isto num trem. Um homem yemenita, refinado e de boa aparência, sentou-se ao meu lado e lia um livro de cabeça para baixo. Virava as páginas muito interessado no livro. Pensei que era louco. Não conformado, perguntei-lhe se podia ler. Ele me respondeu: "Não vê que estou lendo?". "Como pode ler um livro de cabeça para baixo?", perguntei-lhe. Ao que ele respondeu: "Como de cabeça para baixo, qual é o lado de cima?". Pensei que estava falando com alguém que tinha vindo de Marte. Ele percebeu que eu estava confuso e começou a rir. "Nós, yemenitas, vivemos no deserto e possuímos só uma Bíblia na cidade, todas as crianças aprendem a ler sentados em volta do professor. O professor segura o livro e mostra: *bereshit bara Elohim,* no começo Deus criou... Cada um de nós sentados em volta vemos o livro de um ângulo diferente, e assim aprendemos a ler em muitos ângulos. Para nós, não existe para cima ou para baixo, aliás para lado nenhum. Vocês europeus é que são loucos, porque só podem ler um livro de um lado só. Não posso entender isso. Vocês parecem tão inteligentes, vão para as universidades e só podem ler um livro de uma única maneira. Olhe, veja este livro, pode colocá-lo de qualquer lado, para mim é a mesma coisa. A, e, i, o, u, são as mesmas letras de qualquer lado. É o padrão das letras que reconheço". Isto para nós é completamente inimaginável.

De todas as combinações possíveis, escolhemos uma, podendo ler somente de uma maneira. Eu teria que treinar um mês inteiro para aprender a ler como ele. Segurei o livro e ele lia em qualquer ângulo, sem dificuldade alguma. Seus olhos acompanhavam a linha facilmente. Ele nunca cursou universidade ou escola superior. Desde que escolhemos usar somente uma das 24 possibilidades possíveis, podemos ver que alguns povos primitivos são melhores do que nós. Primitivos? Ou, na verdade serão eles os habilitados e nós os primitivos, pois não fazemos as diferenciações que eles fazem?

Podem lembrar-se agora da nossa aprendizagem do dia anterior? Lembram-se dos detalhes ou não. Podem pensar no que fizemos? Podem ver a diferença entre fazer exercícios e aprender a fazer uma coisa que já fazemos de uma outra maneira? Para alguns é muito difícil. Dedicamos tempo e dinheiro para aprender e, no entanto, uma hora mais tarde não temos a menor idéia do que aprendemos. Por que isto acontece? Porque o ser humano comum em nossa cultura é incapaz de prestar atenção a coisa alguma por mais de 45 minutos de cada vez, de uma maneira útil. Se tentarmos fazer mais do que isso, ficamos empaturrados, como alguém que comeu demais. O cérebro fica entupido e incapaz de digerir qualquer coisa. Gurdjieff disse que o cérebro é igual ao sistema digestivo. Ingerimos muitas coisas que contêm muitos nutrientes e, no entanto, nos desenvolvemos de forma diferente, uns dos outros. Quando comemos primeiro, selecionamos o que comemos, depois trituramos com nossos dentes, em seguida assimilamos o que podemos e eliminamos o que não é possível assimilar.

Aprendizagem é exatamente a mesma coisa. Quando aprendemos algo, podemos assimilar ou não. Algumas coisas quase todas as pessoas podem digerir. Outras, porém, dependem das condições de saúde mental e do método de ensino e aprendizagem, para podermos digerir. Também podemos assimilar algo que é prejudicial. Na aprendizagem, certas coisas podem ser mais prejudiciais ainda. A aprendizagem que é útil depende do que podemos assimilar na estrutura e compreensão anterior, prévia. Devemos ser capazes de eliminar o que for inútil. Tal como na alimentação, a aprendizagem requer digestão. Na aprendizagem, encontraremos coisas que podemos assimilar e outras que precisamos eliminar, rejeitar. Vocês não se lembrarão de algumas coisas que eu digo, porém estamos gravando minhas palavras. Isto acontece com todos nós, quando aprendemos. Quando eu ensinava pós-graduação, as coisas que eu dizia no primeiro ano eram esquecidas por meus estudantes. No quarto ano, quando as mencionava, eles não se recordavam. Se aprendemos muitas informações, apesar de serem maravilhosas e novas, depois de algum tempo não nos recordamos. Felizmente, apesar de tudo, ainda conseguimos reter alguma coisa. Mas vocês puderam observar o que fizemos para remediar a inabilidade geral de aprender?

Em tudo o que fizemos, tentamos estruturar de tal maneira que foi inevitável ignorar o que podíamos digerir e o que tínhamos que eliminar. Assim fizemos a lição de um lado e deixamos o outro lado sem fazer. Seja o que for que fizemos, exercitar não foi importante, e sim o que as pessoas puderam compreender e aprender de uma nova maneira. Elas aprenderam mesmo sem entender as palavras. Assim, o progresso foi geral. Porém, não foi por acidente que aprenderam, mesmo que parecesse divertido. As lições são como um colar de pérolas. Não se pode retirar uma sem destruir o colar completo. Se observarmos, desde o primeiro momento até agora, veremos que não existe nenhuma pérola que foi removida ou colocada em lugar impróprio. Isto significa que nunca quebramos o cordão onde as pérolas foram colocadas. Se não sentem este colar, sua seqüência natural, talvez precisem fazer algumas anotações. Se não possuem um cordão para colocar as pérolas, elas ficarão desorganizadas e misturadas. É como se não tivessem a seqüência natural dos números, e quando colocassem os números misturados, teriam que ser um gênio para descobrir que 87 vem antes de 92. Nem sempre as pérolas estão misturadas. A organização só acontece se possuímos uma seqüência natural e um cordão para organizá-las.

Os movimentos que fizemos são a mesma coisa. Não podem se lembrar, a menos que tenham um cordão. Tentei fazer o cordão bem claro. Agora que sabem que estamos construindo um colar de pérolas, provavelmente se lembrarão muito melhor das coisas que faremos daqui por diante, do que das coisas que fizemos anteriormente. Assim somos construídos.

Agora tentem esquecer o que fizemos no primeiro dia, depois da introdução da aprendizagem, e o que fizemos na manhã seguinte? Aliás, qual foi a primeira coisa que fizemos na primeira manhã? Por acaso vocês perceberam a primeira vez que eu perguntei sobre o que vocês não gostavam na lição? Por que eu perguntei isso? Eu estava tentando torná-los conscientes de que aprendizagem também significa saber rejeitar as coisas que não podem assimilar naquele momento. Nenhuma pessoa que esteve presente na noite de introdução ficou sem sentir dúvidas sobre o que eu disse. Assim sendo, minha primeira pergunta foi: O que eliminaram daquilo que escutaram? A pergunta seguinte foi: qual foi a coisa mais agradável? Estas perguntas também são como pérolas de um colar. Assim, não existe dúvida em qual questão seria a primeira. Agora vocês podem encontrar qualquer uma das pérolas, cada um à sua própria maneira, desde a primeira noite? Qual foi a seqüência das lições que fizemos? Mesmo que não seja correto, não tem importância. Não se inibam. Se continuarem sérios, estarão fazendo como faziam antes. Então, se fracassarem, pensarão que não prestam para nada. Os outros se lembram e vocês não. Assim continuarão a construir sua inferioridade e não poderão desenvolver uma atitude de responsabilidade por si mesmos, ou auto-estima. Fomos treinados assim durante toda nossa vida, e não podemos mudar em três dias. Assim, não importa nem um pouco se não conseguirem se lembrar de nada. Portanto, sem serem obrigados a lembrar de alguma coisa, se lembrarão. Não podemos nos esquecer de todas as coisas. Vocês se lembram pelo menos que lhes dei cinco segundos para que se lembrassem, não é? No primeiro dia eu lhes dei muita informação e pedi que relembrassem a lição. Depois lhes disse o que queria que se lembrassem. Porém, não lhes desafiei, pedindo-lhes que repetissem o que se lembrassem. Assim, ficaram relaxados e não precisaram se lembrar. Observei que muitos estavam seguros e sorriam, pois sabiam que se lembravam.

Muito bem, agora eu desafio vocês a se lembrarem da maneira que quiserem, lembrem-se ou não; vocês verão que quando todos começarem a rir, sem estarem tensos, muitas coisas virão à tona e se lembrarão facilmente. Uma vez que aprendemos isso, verão que não existe dificuldade em relembrar a maioria das coisas. Tudo torna-se muito fácil.

LIÇÃO NOVE

A CABEÇA ATRAVÉS DO CORPO

Por favor, ajoelhem-se e coloquem as mãos no chão. Movimentem a pélvis para trás, como se fossem sentar nos calcanhares, mas não sentem. Movam-se para trás e voltem. Observem as outras pessoas e vejam que a maioria delas mantém a cabeça na mesma posição. Agora, se levantarem a cabeça, verão que todos levantam a cabeça também (risadas).

Agora, por favor deslizem — na linguagem mecânica dizemos transladar — a pélvis para a direita. Quando a pélvis vai para a direita não existe nenhuma rotação. A pélvis movimenta-se em paralelo a si mesma. Movimentem-se como podem para a direita e para o centro. Enquanto fazem isso, o peso do corpo vai para o joelho direito. Observo que a maioria das pessoas não consegue fazer isso. Agora aproximem os joelhos e levem a pélvis para a direita. Assim não existe dificuldade. A maioria das pessoas faz isso facilmente. Agora, virem para a direita e para a esquerda e observem que quando vão para a direita o peso vai para o joelho direito, e quando vão para a esquerda o peso vai para o joelho esquerdo.

Agora levantem o joelho que fica sem peso; se vão para a esquerda o joelho direito fica sem peso, se vão para a direita o joelho esquerdo fica sem peso. Podem ver que este movimento é peculiarmente diferente? Levantem o joelho esquerdo e depois o direito, mantendo-os o mais próximo possível. Não movimentem o joelho para os lados, simplesmente levantem do chão. Acelerem o movimento suavemente. Observem como alguns de vocês movimentam também a cabeça para a direita e para a esquerda. Porém, existe uma pessoa que movimenta mais a cabeça da direita para a esquerda do que as outras. E esta é a mesma pessoa que não podia encaixar a coluna entre as omoplatas. Ela não podia distanciar os ombros. Fazia um movimento curioso, levando-os para cima.

Movimentem a pélvis o mais rápido possível. Vejam se a cabeça também se movimenta. Parem e agora movimentem novamente a pélvis o mais rápido possível. A cabeça e a pélvis continuam fazendo a mesma coisa ou a cabeça fica estacionária? Por que a cabeça fica estacionária quando o movimento da pélvis é rápido? Bem, quando vocês se movimentam rapidamente, ela tem que ficar estacionária. Somente quando movimentam o corpo todo ela não fica estacionária. Durante o movimento da pélvis da direita para a esquerda, a cabeça fica estacionária, e quanto mais rápido vocês forem, mais fixa ela ficará. Quando a pélvis for para a esquerda, a cabeça vai para a esquerda. Obviamente, vocês estão girando todo o corpo. Em outras palavras: girar a pélvis significa mover todo o corpo. Continuem para a direita e para a esquerda e tentem levantar um joelho, depois o outro. Aumentem o movimento e continuem mais rapidamente. A cabeça não se movimentará, nem que desejem fazer isso. Descansem um momento.

Agora experimentem novamente. Coloquem as mãos no chão e distanciem os joelhos o máximo que puderem, o que significa o mais distanciados que conseguirem humanamente. Se distanciarem demais os joelhos, descobrirão que não poderão fazer os movimentos seguintes. Agora, movam a pélvis para o lado direito. Vejam como é difícil. Voltem para o centro e depois para a direita novamente. Não façam uma rotação com a pélvis, simplesmente coloquem o peso do corpo no joelho da perna direita, para que possam levantar o joelho esquerdo uma pequena distância do chão. Devem ser capazes se apoiarem completamente no joelho direito. Não é fácil. Se conseguirem logo na primeira tentativa, estarão fazendo o movimento de maneira inútil.

Continuem e levantem os joelhos alternadamente, como fizeram quando os joelhos estavam aproximados. Levantem o joelho direito e depois o esquerdo. Quem colocou os joelhos mais separados do que o possível descobrirá que o movimento indicado é extremamente difícil de fazer. Assim, separem os joelhos numa distância na qual ainda possam executar o movimento indicado sem dificuldade.

Enquanto fazem isso, observem a quantidade de rotação que a pélvis faz. Alguns não podem fazer o movimento, a menos que façam uma rotação com a pélvis. Outros podem fazer o movimento, sem dificuldade. Agora aproximem os joelhos um do outro. Transfiram o peso do joelho esquerdo para o direito e observem a leveza e a facilidade do movimento. Esta facilidade deve persistir quando fazem o movimento com os joelhos separados. Façam isto e observem se a leveza e a facilidade persistem. Parem de bater os joelhos — vocês não precisam fazer isto.

Vejam se podem deslizar a pélvis da direita para a esquerda, sem fazer uma rotação. Algumas pessoas ainda não sabem o que estão fazendo. Posso observar uma pessoa que se apóia no joelho direito muito bem, e não consegue fazer a mesma coisa com o esquerdo. Assim, o movimento da pélvis para a direita é expansivo, e para a esquerda é restrito. Podemos ver que é a articulação pélvica; os músculos abdutores e os adutores são diferentes em um lado e no outro. Portanto, toda a estrutura, incluindo os ombros, deve também ser diferente de um lado para outro.

Não dobrem os pés, simplesmente transfiram o peso de um joelho para o outro, sem levantar nada. Vejam que se levantarem o joelho, inevitavelmente farão uma rotação na pélvis. Fazemos estas rotações quando caminhamos. Se desejam observar o comportamento de um lado e do outro, a rotação da pélvis precisa ser eliminada o máximo possível, para que possam perceber se o deslizamento da pélvis do lado direito para o lado esquerdo é igual. Isto significa que a ação sinergística dos músculos antagonistas, os abdutores e os adutores, é a melhor possível.

Cada pessoa possui um porte peculiar e pode ser reconhecida a pelo menos 500 metros de distância. Isto se dá porque, inconscientemente, percebemos que um lado do corpo move-se diferente do outro. Podemos notar diferenças também nos ombros e no balançar dos braços. Assim identificamos nosso pai, nosso namorado, simplesmente pela forma peculiar pela qual os lados não se movem igualmente. Sabemos que existe um balançar diferente em cada pessoa. Como, por exemplo, o andar de pato do namorado (risadas). Agora façam um pequeno movimento, transferindo o peso de um joelho para o outro. Observem que se fizerem o movimento suavemente, os joelhos melhorarão. Se não fizerem suavemente, os joelhos ficarão doloridos. Agora descansem.

Por favor, ajoelhem-se novamente e coloquem o pé direito em cima do calcanhar esquerdo, apoiando-se nas mãos. Aproximem os joelhos e suavemente, devagar, movimentem a pélvis para trás, como se fossem sentar no calcanhar direito. Não se sentem; porém, gradualmente, movam-se para trás e para a frente. Para que possam ir um pouco mais para trás, por favor, separem o dedão de cada pé um do outro. Assim, poderão ir para trás mais um pouco, sem forçar. Continuando nesta posição, separem os joelhos o máximo possível, sem separá-los absurdamente. Façam o mesmo movimento para trás e para a frente e observem que os dedões dos pés separaram-se sozinhos, mais um pouco. Os pés devem estar cruzados, um em cima do outro, a menos que tenham alguma dificuldade que não lhes permitam fazer isto. Agora troquem os pés, coloquem o esquerdo em cima do direito e façam a mesma coisa. Descansem.

Com os pés cruzados novamente, o esquerdo em cima do direito, movimentem a pélvis da direita para a esquerda, até que sintam o peso totalmente em um joelho e no outro. Não levantem o joelho, simplesmente deslizem a pélvis para que possam sentir mais pressão em um joelho e depois no outro, de tal maneira que se desejassem levantar o outro, seria possível. Aproximem os joelhos novamente. Para algumas pessoas a diferença entre separar e aproximar é quase imperceptível. Isto é, a diferença é tão grande que faz o movimento impossível. Assim sendo, vejam o que podem fazer para tornar o movimento mais confortável. Continuem deslizando a pélvis da direita para a esquerda.

Agora levantem os dois pés do chão e coloquem os dedos como se fossem iniciar uma corrida. Isto significa que se apóiam nas pontas dos dedos dobrados. Devagar, não poderão ficar nesta posição, a menos que os joelhos estejam separados. Deixem os joelhos se aproximarem agora, e permitam que um dos pés fique esticado, e o outro apóie o peso. Movam-se para trás, como se fossem sentar nos calcanhares. Devagar, pois se não estiverem acostumados com este tipo de movimento, podem quebrar os dedos e estender o tendão de Aquiles, fazendo-o doer. Tomem mais cuidado ainda se possuem alguma sensibilidade nos joelhos, pois estamos nos apoiando nos joelhos de maneira inabitual. Se não estão confortáveis, verão que não poderão aproveitar o resto da lição, pois não podemos aprender com desconforto, com apreensão, com desafio ou com pressa.

Assim, encontrem uma almofada para colocar debaixo dos joelhos se precisarem, pois é necessário que a aprendizagem seja prazerosa para tornarem o impossível exequível e fácil, uma prática agradável. Se não for prazeroso, nunca mais repetirão o movimento. Nunca este movimento lhes será útil. Sem conforto o corpo nunca aprenderá, se recusando a aceitar a aprendizagem. Vocês nunca conseguirão colocar um cigarro aceso nos olhos e gostar disto. Vocês nunca conseguirão gostar de sentar na ponta de um alfinete. E se *aprenderem* a fazer isto, então estarão tão loucos que merecerão mesmo sentar-se na ponta de um alfinete afiado. Descansem.

Por favor, ajoelhem-se novamente e troquem os pés de maneira que um pé fique esticado e o outro dobrado, apoiando-se nos dedos, e vão devagar, para a frente e para trás. Agora distanciem os joelhos e coloquem os dois pés apoiados nos dedos. Cada pessoa do grupo apóia-se diferentemente. Algumas estão mais confortáveis que outras. Movam-se para a frente e para trás, até que sintam a diferença entre usar os dedos de um pé e, depois, os dedos do outro. Aqueles que possuem dificuldades com os pés deixaram de fazer comumente este movimento há muitos anos. Poderão ver que recuperarão o uso dos pés com este movimento muito mais rápido do que suspeitariam ser possível.

Para melhorarem ainda mais, coloquem os pés separados normalmente e estiquem-nos de tal forma que toquem o chão com as unhas. Depois, flexionem os pés até que possam se apoiar nos dedos, como se fossem correr. Verão que se facilitarem, movimentando a pélvis para a frente e para trás, o movimento se tornará possível. Isto é, enquanto colocam os dedos e apóiam-se neles, a pélvis irá para a frente e assim as pernas podem erguer-se o necessário para se apoiarem nos dedos dos pés. Movam-se para a frente e para trás, com a pélvis, como se fossem sentar enquanto os pés mudam de posição, flexionados e estendidos, as unhas tocando o chão. Facilitem o movimento e descobrirão que quando os tendões dos pés recuperarem a flexão e a extensão normal, poderão fazer o movimento sem mover a pélvis. Não tentem fazer isso agora. Somente algumas pessoas podem fazer isso, aquelas que querem ser os melhores alunos; porém, como sabem, os melhores alunos aqui são aquelas pessoas que interferem na sua própria aprendizagem. Se tentarem ser os melhores alunos, flexionarão demais os pés sem movimentar a pélvis, criando dor, e assim os pés nunca farão o movimento apropriadamente. Deitem-se de costas e descansem.

Ajoelhem-se novamente de maneira confortável, apoiando-se na mão, deslizem a pélvis da direita para a esquerda e vejam a diferença. Este movimento está ficando mais fácil e mais claro agora que não fazem rotação na pélvis? Quando deslizam a pélvis, mexem, de alguma forma, a coluna. Movimentos que não são normalmente feitos. Vejam se podem ir o mesmo tanto para a direita e para a esquerda, observando o que acontece. Existe um momento no qual sentem que um dos joelhos deve ir para a frente e o outro deve ir para trás. No começo, é mais fácil permitir que o joelho que está sem peso vá na direção que deseja naturalmente. Existe uma direção que é a melhor. Descubram qual joelho quer ir para a frente quando movimentam a pélvis para a direita. Descansem.

Ajoelhem-se novamente e coloquem a mão direita dentro da esquerda, apoiando-as no chão. Posicionem a cabeça de modo que o topo dela fique à frente da testa, sobre as mãos. Movimentem a pélvis para a frente e para trás. Observem o que está acontecendo nos ombros e na coluna. Estão fazendo o movimento com os ombros e afundando a coluna? Conseguirão fazer isto, se tiverem os cotovelos separados ou próximos. Aproximem os cotovelos e movimentem-se para a frente e para trás. Aproximem os joelhos e continuem. Agora pensem no abdômen; contraiam-no e expandam-no, fazendo se aproximarem do chão. Alguns não sabem a distância que os joelhos devem estar dos cotovelos. Assim, não podem fazer o movimento. Uma outra maneira de fazer o movimento é imaginar que alguém apóia o pé na coluna lombar, afundando-a. Empurrem o pé da pessoa para cima e permitam que afunde a coluna alternadamente. Enquanto vão para a frente, contraiam o abdômen, enquanto a coluna arqueia-se de forma peculiar. Agora, movam-se para a frente o suficiente para flexionarem os pés e apoiarem-se nos dedos. Façam o mesmo movimento com o abdômen, contraindo-o, e observem como a coluna arqueia-se na região lombar. Os calcanhares devem estar próximos ou tocando um ao outro. Façam o movimento devagar, até que os pés possam tocar os dedos no chão para se apoiarem apropriadamente. Observem que não estão fazendo o movimento para sentar, e o movimento do abdômen pode somente ser feito se fizerem algo diferente com os braços e a cabeça. Agora, estiquem os pés e continuem. Descansem um momento. [Moshe pede a um membro do grupo para vir para a frente.] Por favor, venha aqui na frente e ajoelhe-se novamente. Coloque sua mão direita dentro da esquerda e organize sua cabeça dentro das mãos, de modo que seja confortável. Agora, aproxime os joelhos e mova-se para a frente e para trás, observando sua região lombar. Permita que esta região suba e desça, sem forçar. Repita este movimento algumas vezes e depois flexione os pés, apoiando-se nos dedos. Repita algumas vezes. Agora separe os joelhos e faça a mesma coisa. Você se lembra do movimento que a coluna fazia? Enquanto move-se para a frente e para trás, a coluna arqueia-se não somente na região lombar, como também entre as omoplatas. Observe que quando você vai para a frente, as omoplatas separam-se, porém somente se usar a coluna cervical. As vértebras nesta região estão muito próximas umas das outras. Assim, podemos ficar de cabeça para baixo, sem dificuldade. Porém, não queremos que faça isso agora. Continue movimentando a coluna cervical para a frente, começando pela sétima cervical entre as omoplatas. Contraia o abdômen enquanto vai para a frente e observe que é difícil mudar a curvatura da coluna cervical. A coluna cervical é a distância entre a base do crânio até a sétima vértebra entre as omoplatas, que você já usa com consciência, e as outras estão como antes. Não mude de posição. Observe que você possui pontos pré-selecionados na coluna, que estão móveis. Porém a coluna inteira não está móvel, isto é, alguns pontos estão flexíveis e o resto fica como um pedaço de pau. Agora vamos resolver este problema. Por favor, expanda o abdômen quando for para a frente, fazendo o inverso do que fez um minuto atrás.

[Moshe volta a falar com o grupo.] Quando vocês forem para a frente, façam o abdômen como se estivessem grávidos. Não forcem a vértebra, isto não é aprendizagem. Devemos encontrar uma maneira de fazê-la se movimentar sem forçar; então os músculos se movem apropriadamente. Agora, expandam o abdômen na direção do chão, enquanto vão para a frente. Devagar para não se machucarem. A pélvis faz uma coisa diferente agora, diferente do que fazia quando ia para a frente e para trás. A pélvis movimenta as nádegas e o ânus para cima. Podemos observar que algumas pessoas não podem mover o ânus para cima o suficiente para manter relações sexuais nesta posição confortavelmente.

Agora, estiquem os pés e continuem o mesmo movimento. Observem se agora é mais fácil colocar a cabeça nas mãos, em outro ponto. Descobrirão que podem colocar a parte mais acima da testa sem dificuldade. Movam-se para a frente e contraiam o abdômen. Parem nesta posição e expandam o abdômen. Observem o que acontece no pescoço e observem também o que as omoplatas fazem com a coluna. Estejam pensando ou não, isto acontece. Mas, na verdade, estão pensando, do contrário nada aconteceria. Deitem-se de costas e descansem.

Existe agora uma sensação peculiar na sua coluna, pescoço, cabeça e tórax. Uma sensação de alongamento. Não é somente uma sensação, estão realmente mais altos e alongados. Isto se dá porque algumas curvaturas da coluna que são desnecessárias foram reduzidas, de modo que voltaram a ser como eram na infância e se tornaram um ser humano perfeitamente organizado. Se prestarem atenção ao corpo, observarão que o pescoço na região posterior está diferente. Se experimentarem rolar a cabeça da direita para a esquerda, ficarão surpresos. Para aqueles que escutam o pescoço estalar, descobrirão que após alguns movimentos isso não acontecerá mais. O movimento deve ser feito com delicadeza. Para o centro e para a direita, para o centro e para a esquerda, deve haver o mesmo movimento, embora seja rara a igualdade.

Rolem para um lado e novamente ajoelhem-se. Coloquem a mão direita dentro da esquerda e a cabeça dentro das mãos, um pouco mais acima da testa. Separem os joelhos um pouco e levantem o joelho direito do chão. Devagar coloquem-no atrás do joelho esquerdo que está no chão. Estiquem os pés, tocando as unhas no chão. Agora, muito suavemente, balancem o corpo para a frente e para trás, contraindo o abdômen quando forem para a frente e expandindo-o quando voltarem para trás. Observem que sua pélvis faz alguma coisa que não intencionam fazer. Agora movam-se para a frente e expandam o abdômen na direção do chão. Enquanto fazem isso, expandam e achatem o peito. Agora, movam-se para a frente, com o abdômen expandido, e descubram qual cotovelo podem levantar e qual é difícil levantar.

Agora, descubram se podem movimentar a omoplata que fica livre. Enquanto levantam a omoplata livre, o que acontece com a pélvis? Podem sentir que se apóiam no joelho de maneira diferente. Agora, movimentem somente sua omoplata direita para o meio e levantem o cotovelo direito. Observem o que o resto do corpo faz e como se apóiam em um dos joelhos. Sintam que a articulação pélvica do lado direito pode ir para a frente e para trás, permitindo que os joelhos fiquem no chão. Façam o movimento devagar, pois sendo difícil é muito importante que se torne fácil e confortável. Parem e deitem-se de costas. Observem quais as partes que trabalharam mais que as outras e quais as partes que possuem uma diferença marcante. O corpo está bastante assimétrico em alguns lugares onde vocês não esperavam esta sensação.

Ajoelhem-se novamente e coloquem a mão esquerda dentro da direita, apoiando o topo da cabeça dentro delas confortavelmente. Distanciem os ombros e os joelhos, para que possam ver os dois pés facilmente e balancem-se para a frente e para trás. Enquanto fazem isso, observem qual a vértebra movimenta-se agora na coluna lombar e cervical. Vejam se enquanto vão para a frente podem movimentar a parte superior da coluna para a frente, de tal maneira que não precisam distanciar as omoplatas para fazerem isso. Assim sendo, movam-se para a frente o máximo possível, fiquem nesta posição e levantem o joelho esquerdo, colocando-o atrás do joelho direito. Se não podem apoiar-se no joelho esquerdo, apóiem-se no direito, permitindo que o esquerdo fique onde está. O movimento que faremos depois ajudará a organização desta região.

Agora, devagar, balancem para a frente e para trás e observem o que acontece com a grande vértebra cervical e a região lombar. Quando balançam para a frente, notem o que acontece com todas as outras vértebras, desde a base do crânio até o meio das omoplatas. A menos que façam um movimento peculiar, nada acontece na região. Enquanto fazem este movimento para a frente e para trás, por favor, coloquem a mão esquerda com a palma para baixo, como se fossem empurrar o corpo para cima, com ela. A cabeça continua na mão direita, no chão. Agora continuem o movimento para a frente e para trás. Observem se podem apoiar-se um pouco mais no joelho esquerdo. Coloquem a cabeça na mão esquerda e a mão direita com a palma para baixo no chão e vejam o que acontece. Enquanto vão para a frente, contraiam o abdômen, fiquem nesta posição e expandam o abdômen para fora. Vejam o que acontece. Para onde vai o queixo? Agora coloquem as duas mãos com as palmas no chão e os cotovelos no ar. A cabeça continua no chão. Movam-se para a frente e para trás e expandam o abdômen na direção do chão. Não levantem a cabeça. Coloquem os dois joelhos juntos no mesmo plano e separem-nos. Flexionem os pés e apóiem-se nos dedos. Continuem para a frente e para trás, usando todo o corpo para fazerem este movimento. Os cotovelos devem estar distanciados do chão e as mãos devem estar num lugar onde poderiam levantar os ombros, se desejassem. Parem, deitem-se de costas e descansem. Observem a sensação em todo o corpo.

Ajoelhem-se novamente, coloquem o dorso da mão esquerda no chão e apóiem a bochecha direita na palma da mão esquerda. Estiquem o braço direito para o lado direito, com a palma da mão para o teto. Só existe uma maneira de fazer isto. Agora, devagar, movimentem a pélvis da direita para a esquerda. Façam o movimento bem devagar, do contrário machucarão o pescoço. Continuem movimentando a pélvis da direita para a esquerda, apoiando-se num joelho e no outro, movendo-se gradualmente de um joelho para o outro. Façam um movimento pequeno, agradável e fácil.

Parem um momento agora, contraiam o abdômen e expandam-no para fora suavemente. Sentirão que precisam movimentar a pélvis um pouco mais para a frente. Descubram quais partes da coluna não se arquearam até agora. Verão que não foi a coluna lombar e nem a cervical. Embora as vértebras cervicais façam algum movimento, descobrirão uma porção de vértebras conjuntas que não se movimentaram ainda. Para algumas pessoas estas vértebras nunca se movimentaram. Enquanto fazem o movimento, descobrirão também que a pressão na bochecha muda de lugar, para mais perto do queixo e depois para mais perto da testa. Continuem contraindo e expandindo o abdômen. Deitem-se de bruços e descansem.

Ajoelhem-se novamente e coloquem a mão esquerda com a palma no chão e o cotovelo no ar, como se fossem levantar. Coloquem a bochecha direita na palma da mão direita, no chão. Onde colocarão o cotovelo direito? Coloquem-no primeiro perto do corpo, entre as pernas. Continuem o movimento, expandindo e contraindo o abdômen. Usem a mão esquerda para auxiliá-los neste movimento. Os pés estão esticados, com as unhas tocando o chão. Agora movimentem o cotovelo direito para a direita, girando a mão gradualmente; o eixo do movimento do cotovelo está na palma da mão [Moshe interrompe para comentar sobre o movimento de uma pessoa.] Eu não entendo isto. Que posição mais esquisita. Ele se levanta e movimenta-se batendo no chão como um saco de batatas. Portanto, ele faz movimentos inúteis, desnecessários para o que estamos fazendo. Movam-se devagar, suavemente. Tentem novamente, girando a mão gradualmente entre as pernas. Organizem o corpo e respirem suavemente. Usem o peso das pernas de tal maneira que possam movimentar o cotovelo um pouco para a direita e um pouco para a esquerda. Vão devagar até que possam fazer o movimento corretamente. A bochecha direita continua sobre a palma direita, no chão. Vocês não são obrigados a fazer o movimento imediatamente. Não estão na escola, estão simplesmente aprendendo. Quando já tiverem aprendido, verão que podem fazer o movimento com velocidade e com força, facilmente.

Agora coloquem as duas mãos no chão e coloquem a bochecha direita sobre elas. Seus cotovelos devem ser colocados num lugar confortável. Observem que há lugares melhores para colocá-los. Vejam se o cotovelo direito distancia-se mais dos joelhos do que o esquerdo. O queixo está tocando o ombro esquerdo ou não? Agora movimentem os cotovelos na direção um do outro e distanciem-nos o máximo possível. Levantem o joelho esquerdo passando por cima da perna direita e levando-o à direita do joelho direito. Não se apóiem nos dedos e não mudem a posição dos joelhos enquanto fazem o movimento.

Se precisarmos fazer um reajuste preliminar para executar qualquer movimento, isto significa que o sistema estava mal organizado. Devagar, joguem o peso para o joelho direito para que possam levantar o joelho esquerdo e, suavemente, coloquem-no por trás do direito, de forma que possa ser retirado também com suavidade e facilidade. Nesta posição, movimentem suavemente a pélvis da direita para a esquerda. Observem que a pressão da bochecha sobre a mão varia um pouco. Movimentem a pélvis da direita para a esquerda e depois devagar, para a frente e para trás.

Devagar, retirem o joelho esquerdo e coloquem-no no mesmo plano do direito, apoiando-se igualmente em ambos os joelhos. Desta vez, coloquem a mão esquerda com a palma no chão e o cotovelo no ar. Usem a mão direita que está apoiando a bochecha no chão para movimentar a cabeça na direção da mão esquerda e de volta para onde se encontrava anteriormente. Façam este movimento com a cabeça, sem levantá-la. Simplesmente reduzam a pressão do rosto na mão, para que esta possa deslizar suavemente com a cabeça na direção da mão esquerda e retornar para onde estava. Agora levem a cabeça por baixo do arco que é formado pelo cotovelo esquerdo e o ombro esquerdo. Façam um movimento circular nesta direção e voltem para onde estavam originalmente. Movimentem a mão direita com a cabeça circularmente na direção do arco e depois levem o nariz e os dedos para debaixo deste arco. É muito difícil e poderão fazer somente um pequeno movimento. Se alguém desejar fazer um grande movimento, na certa sentirá dores amanhã e não aproveitará eficientemente a aprendizagem.

Agora movimentem o cotovelo direito para perto do corpo e distanciem-no o máximo possível, levando também a cabeça e a bochecha junto com a mão. Devagar, estiquem o braço direito para o lado direito, com a palma da mão para o teto. A cabeça permanece no chão. Levem a cabeça para o lado direito e circularmente voltem para o lado esquerdo, na direção do arco formado pelo cotovelo esquerdo e o ombro esquerdo. Precisam de muita habilidade nos quadris e nas pernas. Não precisam fazer nenhum movimento com os quadris e as pernas. Não tentem conseguir fazer o movimento com a cabeça de uma só vez. Movam-se gradualmente, repetindo e aproximando-se devagar do arco. Distribuam o esforço equilibradamente, em todo o corpo. Não prendam a respiração. Esta lição visa lhes ensinar a fazer coisas difíceis de maneira fácil e confortável, muito além de suas expectativas. Não é uma questão de conseguir fazer o movimento. Podemos usar qualquer outro movimento para aprender isto. Agora, suavemente, movam a cabeça e apóiem-se nos dedos do pé esquerdo. Enquanto vão para a frente, vejam se podem levantar o joelho esquerdo a uma pequena distância do chão. Seus pés continuam no chão. Há uma grande tensão na coluna, se vocês fizerem rápido; vocês apenas irão se prejudicar. A cabeça vai para baixo circularmente e o joelho esquerdo levanta-se suavemente do chão. O braço direito está esticado para a direita, com a palma para cima. Algumas pessoas estão tão distraídas que, a menos que eu lhes dê uma reguada na cabeça, elas não perceberão que eu repeti dez vezes a mesma coisa. Continuem a levantar o joelho um pouquinho, enquanto a cabeça entra debaixo do arco do lado esquerdo. Permitam que a mão esquerda apóie o corpo. O cotovelo esquerdo está no ar, para cima, e a mão pressiona o chão para apoiar o peso do corpo e diminuir a pressão da cabeça no chão. Apoiamos o corpo de tal maneira que a cabeça e coluna possam mover-se facilmente. Parem e descansem.

Devagar, sentem-se de maneira confortável, colocando a pélvis simetricamente no chão. Agora movimentem a cabeça suavemente para a direita e para a esquerda e vejam a diferença. Ir para a direita era o único lado para onde podiam fazer o movimento apropriadamente. Agora olhem para a esquerda e vejam como também é possível um movimento apropriado. Neste lado, eliminamos os movimentos desnecessários. A diferença é que sua cabeça, sua pélvis e os ombros aprenderam, porém não tentem restabelecer a simetria, ou então a aprendizagem não será percebida claramente. Se fizerem o movimento para a direita e para a esquerda, terão o mesmo resultado que na ginástica.

Vamos ver se realmente existe uma diferença. Quando exercitamos, evitamos a habilidade de absorver o movimento do sistema, que significa eliminar o movimento como eliminamos os restos da digestão. Precisamos assimilar o máximo possível. Para que nosso cérebro transfira a informação do hemisfério direito para o esquerdo, precisamos assimilar o movimento. O que fizemos agora foi feito com o hemisfério direito. Assim sendo, o que passou de um hemisfério para o outro não será esquecido até o fim de nossas vidas. Sempre que desejarem, poderão se lembrar facilmente.

Levantem-se suavemente e observem a sensação do corpo. Façam um círculo em volta de si mesmos para a direita e para a esquerda. Observaram que a lição inteira foi feita sem simetria. Podem sentir a diferença entre virar para o lado esquerdo e virar para o lado direito? A diferença é marcante em todas as pessoas. Parem em pé um momento e façam um movimento com a cabeça para a direita, repetindo a mesma coisa para a esquerda. Um simples movimento da cabeça e dos olhos indo para a direita e para a esquerda. Observem a grande diferença na rotação entre um lado e outro. Em outras palavras, a maneira normal de olharem para a direita é um exemplo do que podem fazer com o pescoço normalmente e sem esforço. Agora, aprenderam a olhar tanto para a esquerda como para a direita, com a mesma facilidade. Vamos descansar. Muito obrigado (aplausos).

LIÇÃO DEZ

O MAXILAR, A LÍNGUA E A AGRESSÃO

Sentem-se em qualquer posição confortável e coloquem a língua para o lado direito interno do maxilar. A boca pode estar fechada ou aberta. Agora contem os dentes com a ponta da língua, do dente de siso até o meio da boca, na parte inferior e superior. Quantos pares de dentes podem contar? Movimentem a ponta da língua para que toquem os inferiores e os superiores, identificando-os. Vejam quantos pares podem contar. Mantenham a respiração leve. No começo contarão rapidamente, porém não saberão quantos pares contaram. Não poderão perceber claramente. Continuem o mesmo movimento, contando do meio da boca para o dente de siso, no lado direito. Contem quantos pares existem. Todos podem contar; porém, como é feita a contagem? Dirigimos nossa atenção para o que, quando contamos? Não é fácil responder. Agora voltem para o meio da boca e vejam se não contaram errado. Não precisam pressionar a ponta da língua com muita força contra os dentes. Simplesmente toquem cada par de dentes, como se fosse um exercício mental.

Alguém percebe o que fazemos quando contamos? Deitem-se de costas um momento. Vejam se podem contar os dedos da mão direita. Contem-nos como se não soubessem quantos são. Não olhem para os dedos enquanto contam. Agora, contem os dedos do pé esquerdo. Quantos dedos podem contar e quantos dedos conhecem por experiência prévia. Contem-nos e observem se é diferente da contagem dos dedos da mão. A contagem não deve ser diferente. Contem o dedo do meio do pé esquerdo. Podem senti-lo? Se não puderem senti-lo não podem contá-lo.

Agora, contem os ladrilhos do chão, ou os vidros de uma janela. Contem mentalmente de 1 a 7, e vejam o que precisam fazer para contar. Imaginem que são sete pessoas, sete laranjas, sete objetos quaisquer. Como fazemos isso? O que fazemos para contar? Agora deitem-se de lado e contem quantas vértebras existem na sua coluna cervical, da sétima vértebra até a base do crânio. Contem da sétima até as costelas flutuantes. Sem tocar com a mão, apenas mentalmente. Por que não podem contá-las? Agora toquem-nas, e vejam se podem contá-las assim. É difícil, não podem distingui-las facilmente. Precisam manipular os músculos de uma maneira difícil. Pensem como é que podem contar os dedos da mão e dos pés, as pedras, os vidros, e não podem contar as vértebras? Obviamente estamos fazendo algo diferente, ao contar coisas diferentes. Por que é tão difícil perceber o dedo do meio do pé? E por que é mais fácil perceber o dedinho do pé? Se tentam contar os dedos dos pés, observarão que não conseguem. Podem contar o dedinho e o dedão, podem até contar o segundo dedo, porém será mais difícil perceber onde estão os outros. Obviamente, precisam fazer alguma coisa para contá-los.

Podem contar de 37 a 31? E podem contar para trás? O que estão fazendo? Como estão contando? Não existe nada aí, somente o pensamento. Então contem quantos dígitos vocês vêem do 37 ao 31. Ao contá-los verão que não é como subtrair. Assim sendo, ao contar de 37 a 31 terão mais um dígito, não serão seis dígitos e sim sete. Pois quando contam para trás pensam no número 37, e 36, e pensam no próximo. Como fazemos para encontrar o próximo dígito? Pensando, claro, porém como sabemos qual é o próximo número para trás? Em que concentram a atenção para poderem contar? Contem do 38 a 31, do 39 ao 35, do 35 ao 40. Quantos números vocês contaram?

Estas operações podem permitir o que estão fazendo. O que estamos contando é o número de mudanças da atenção. Seja o que for que contamos, sempre estamos contando quantas vezes nossa atenção muda.

Agora poderemos aprender a fazer uma outra coisa, escutem. Todos vocês sabem que esta é uma batida [Moshe bate na mesa]. Essas são duas batidas. [Moshe bate duas vezes na mesa]. E agora, quantas são? [Moshe bate rapidamente na mesa]. Se eu bater rapidamente, não mudarão a atenção e não poderão contar. Tentem fazer 21 batidas rapidamente. Nem assim podem contar. Não teriam certeza que contaram certo. Vamos supor que marcássemos pontos num papel, com os olhos fechados. Resolvemos fazer onze marcas no papel. Mesmo de olhos fechados poderíamos marcar 11 pontos no papel. Se escolhêssemos 27 e repetíssemos a marcação dez vezes, observaríamos que a maioria das vezes marcaríamos corretamente. Se treinarem um pouco, poderão marcar qualquer número de pontos que desejam, sem fazer esforço, e farão corretamente as marcações.

Fechem os olhos e agora lembrem-se de quantas janelas há na suas casas, e contem-nas. Observem que para contar mudam a atenção de uma janela para outra, e de um cômodo para o outro. Contem o número de mudanças da atenção. Precisam colocar as janelas por ordem de cômodo, senão esquecerão alguma, como aquela janela do banheiro. Quantos vidros existem nestas janelas? Novamente, estão contando o número de mudanças da sua atenção. Contar é o tipo de coisa subjetiva. Se não contarmos os números das mudanças de atenção dos olhos e das orelhas, ou da língua, não poderemos contar.

Agora coloquem a língua entre os dentes e contem os dentes superiores pelo seu lado externo, na frente dos dentes, começando na esquerda. Enquanto estão contando, descobrirão que é uma questão de atenção. A língua não precisa fazer grande esforço, só o suficiente para perceber o próximo dente. Agora façam o mesmo, da direita para a esquerda. Poderiam fazer isso com os dedos? Com a língua a contagem possui um outro mérito. Movimentem agora a língua na parte superior, entre os lábios e os dentes, da esquerda para direita. A boca pode estar fechada ou aberta. Observem que quando contam estão, na verdade, contando as mudanças da atenção. Assim, o número de dentes que contarem dependerá no número de mudanças da sua atenção. Se não houver separação entre dois dentes, como uma ponte móvel, não existe mudança de atenção, isto é, sentem a mesma sensação. Não podem perceber se a ponte ocupa o lugar de dois, três ou quatro dentes. Aprendemos a contar na infância e nunca percebemos que o que contamos são as mudanças na atenção.

Agora que já sabem disso, parem um momento e vejam se podem realmente localizar o dedo do meio do pé esquerdo. Então contem, a partir do dedo do meio, um para a direita e um para a esquerda. Agora podem observar como os dedos são imperceptíveis? Não podemos mudar a atenção para fazer uma coisa que está fora de nossa habilidade de sentir. Agora toquem o dedo do meio do pé esquerdo. Contem um dedo para a direita e um dedo para a esquerda. Observem a nitidez que sentem agora, comparada com imperceptibilidade da mudança de atenção.

Aqui está um exemplo: uma pessoa toca uma simples melodia no piano e lhe perguntamos quantas vezes tocou as teclas com os dedos. Se este pianista tocou um quarto de minuto, que não são muitas teclas, será quase que impossível se lembrar. Se ele soubesse que devia contar, seria fácil, pois prestaria a atenção ao número de notas diferentes, que é o número de mudanças da sua atenção. Experimentem um dia. Toquem primeiro uma simples melodia, sem contar as teclas e toquem novamente, tentando contar as notas. Depois de três tentativas poderão contá-las, porque perceberam o que estão fazendo. A contagem é a origem da aritmética. Antes que ela fosse ensinada na escola, nossos antepassados sentiam que precisavam contar.

Quando examinamos culturas diferentes, observamos que contam de maneira diferente e mudam a atenção também de forma diversa. Aqueles de vocês que tocam piano, podem se imaginar tocando. Observem a nitidez com que podem perceber cada nota, pois possuem mudanças da atenção na mão e no ouvido. Imaginem as mudanças de atenção de ambos — mão e ouvido — e observem que estas duas atenções colaboram uma com a outra, tornando a contagem clara e inconfundível.

Existem muitas coisas curiosas sobre a mudança de atenção. Coloquem o dedo indicador esquerdo entre o dedo indicador e o dedo médio da mão direita. Quando tocam os dedos desta maneira, descobrirão que sentem o dedo indicador da mão esquerda. É tão inconfundível que não existe dúvida. Uma vez que estão tocando o indicador esquerdo com ambos o indicador e o dedo médio da mão direita, deveriam sentir duas sensações, e não uma só. Por que sua atenção não muda para o dedo indicador da mão direita e para o médio? Por que vocês não mudam a atenção do indicador direito para o dedo médio direito?

Vamos descobrir. Cruzem o dedo médio da mão direita por cima do dedo indicador da mão direita. Agora coloquem o dedo indicador esquerdo entre os dedos cruzados da mão direita. Como estão acostumados a contar duas sensações por uma, movam seus dedos cruzados e descobrirão que têm dois dedos indicadores em suas sensações. Porém, estão tão acostumados a contar duas mudanças da atenção por uma sensação, que vocês não questionam o que estão fazendo. Mudam a atenção do que sentem para o que sabem. Descobrirão que se mudarem a atenção do dedo indicador da mão esquerda para os dois outros dedos da mão direita, perceberão claramente que são dois dedos cruzados, um por cima do outro. Então ficará claro que sentem também a mão direita. E sentem um dedo com os dois dedos da mão direita e os dois dedos com o dedo da mão esquerda. Porém notem que é difícil esquecer o que sabem para prestar atenção somente na percepção. É difícil tomar a percepção como a informação correta.

Podemos ver que na maioria das pessoas os sentimentos não são informações confiáveis, pois dependem dos seus hábitos. Assim sendo, podem sentir que estão amando, mas pode não ser o amor verdadeiro. Às vezes achamos que uma coisa parece boa, mas ao experimentar vemos que nos enganamos. E vice-versa, pensamos que não gostamos de uma certa pessoa depois, de repente, conhecendo-a, descobrimos que gostamos mais dela do que de qualquer outra pessoa que conhecemos.

Toquem os dedos novamente. Demorarão para perceber que a sensação dos dois parece um dedo. Continuem até que sintam um dedo entre o indicador e o dedo médio da mão direita. Ficarão surpresos, mudarão para a atenção normal e sentirão dois dedos. Para isto precisam persistir alguns minutos, até que a *sensação* esteja tão clara que não precisam pensar ou medir se o que estão sentindo está certo ou errado. Agora podem sentir das duas maneiras. Antes de aprender podiam perceber duas mudanças de atenção como uma só. Fizemos isso o dia todo.

A maioria das coisas que são socialmente comuns entre as pessoas são, de fato, um acordo, e não um fator fisiológico. Fisiologicamente, descobriam que se cruzassem os dedos desta maneira, sentiriam três indicadores, desde que tocassem em lugares pouco habituais. É assim que na infância, quando entramos na escola, cometemos erros. Aprendemos que um mais dois são três, porém quando nos perguntam, não sabemos. Quando as crianças entram na escola, precisam pensar abstratamente e responder, não em termos do que sentem, mas em termos do é requerido. Assim as crianças aprendem a sensação de dois dedos indicadores cruzados em volta de outro indicador, que significa um só dedo. Se observarem as crianças sob esta perspectiva, compreenderão por que elas cometem erros.

A maioria de nós imita a tendência cultural comum, e sacrificamos nossa individualidade a tal ponto que esta perda caracteriza toda uma geração. Assim, em cada cem mil pessoas precisamos de mil psiquiatras para formarem nossa vida possível. Como resultado, possuímos centenas de sistemas e uma porção de técnicas para desenvolver nossa consciência sensorial e desenvolver nossa percepção. Já que existem tantos sistemas, isto mostra que nenhum deles sabe realmente onde está o problema e não possui métodos para resolvê-lo. De outro modo existiria uma só ciência da consciência, como existe somente uma ciência da física. Existe somente uma ciência da biologia, fisiologia, arquitetura etc. Pois as coisas que conhecemos realmente não precisam de quinze sistemas de ensino. Os sistemas se mesclam, e embora existam diferentes opiniões e escolas, nenhuma delas despreza as outras. Simplesmente, considerem os sistemas das dietas. Quanta dietas vocês conhecem? Obviamente, isto demonstra que estamos tão alienados dos nossos sentimentos que qualquer pessoa que nos ofereça um guia alimentar, mesmo que apenas 10% do que esteja falando seja correto, achamos: "Oh, é bem melhor do que aquele que eu seguia".

Eu não pensava nisso antes, porque não podia confiar em meus sentimentos. Nunca ousei fazer isto. Quando tomei um pouco de coragem, me disseram: "Preste atenção. Você está na escola, não fique distraído, sonhando". E na classe, quando tentávamos depender na nossa percepção, por alguns segundos, o professor não permitia e ralhava: "Não olhem para fora da janela. Não olhem para os pássaros que estão nas árvores. Olhem para a lousa, para o livro, ou para seu caderno de exercício".

Agora, por favor, vejam se podem abrir a boca e colocar os dentes inferiores tocando os superiores suavemente, sem esforço. Com a boca aberta, aproximem e separem a arcada dentária superior e inferior. Observem que fazem uma porção de caretas. Repitam este movimento. Movam o maxilar para baixo e para cima, sem abrir a boca. Verão que a maneira como estão mantendo os lábios e a forma da boca são movimentos inabituais. A maioria das pessoas não move o maxilar completamente. Isto está relacionado com o fato pelo qual a maioria das vozes não tem boa qualidade e força, até que sejam treinadas por um bom professor de voz.

Agora empurrem os dentes inferiores para a frente dos superiores e para trás dos superiores. O maxilar articula-se de tal forma que quando abrem a boca, a cabeça não faz nenhum movimento, só o maxilar movimenta-se para baixo. Observem que algumas pessoas levantam a cabeça quando abrem a boca.

Se querem abrir a boca *realmente*, joguem a cabeça para trás, exceto os bons cantores. Na verdade, para abrir a boca, o maxilar precisa fazer um movimento circular. Agora devem abrir a boca, *como se* os dentes inferiores estivessem na frente dos superiores, podendo assim fazer o movimento circular.

Movimentem o maxilar novamente, com os dentes inferiores na frente dos superiores, e abram a boca. Agora a boca abre-se mais do que antes. Façam novamente e observarão que a musculatura está arranjada de tal forma que, ao abrirem bem a boca, a maioria das pessoas joga a cabeça para trás. Vamos examinar, o maxilar é parte da cabeça ou da face? Bem, uma das junções maxilares faz parte da cabeça, e o maxilar faz parte da face. Depende do que chamam de cabeça e do que chamam de face. Se encontrassem a cabeça de um esqueleto sem o maxilar, diríamos que encontraram uma cabeça. Se encontrassem com o maxilar, não diríamos que encontraram uma face, continuariam sendo uma cabeça.

Continuem fazendo o movimento algumas vezes. Coloquem os dentes inferiores para a frente, abram a boca e fechem. Vão melhorar tanto que na mordida normal vocês não tocarão um ou dois dentes; todos os dentes se tocarão. Nossos maxilares não estariam deformados se não fossemos proibidos desde criança a fazer este movimento. Agora, com a boca aberta, empurrem os dentes inferiores para a frente dos superiores e voltem para trás.

Façam o mesmo com a boca fechada, algumas vezes. O maxilar vem para a frente e vai para trás. Quando o movimento estiver fácil, abram o maxilar e movam-no para a esquerda e para a direita. Não movam a boca, só o maxilar. Observem se o movimento é o mesmo para a direita e para a esquerda. Para alguns, o movimento é suave para a direita, e para a esquerda é como se empurrassem uma parede. Obvimente não é igual. Observem, se desejam perceber se fazem o movimento igual dos dois lados, vão até onde é possível para um lado e para o outro.

Acentuem o movimento de um lado e não façam esforço quando fizerem o movimento para o outro. Então, acentuem o movimento para o outro lado. Agora não forcem e continuem até que sintam que não fazem esforço em nenhum dos lados, e os dois lados movem-se igualmente.

Muito bem, parem um momento e depois movimentem a língua da direita para a esquerda, tocando a parte interna dos dentes superiores e inferiores, como fizeram no começo. Agora movimentem a língua sem tocar os dentes. Qual é a sensação de movimentar a língua sem tocar os dentes?

Agora, por favor, prestem bem atenção: abram a boca e parem nesta posição, coloquem os dentes inferiores na frente dos dentes superiores e deixem a boca mais aberta. Façam este movimento algumas vezes com os dentes, sem mudar de posição. Verão que a boca abre-se mais ainda a cada vez. A boca deve abrir normalmente, para que possam colocar dois dedos entre os dentes. Se abrirem a boca sem colocar o queixo para a frente, os dedos não caberão. Abram bem a boca. Uma vez que colocarem os dentes inferiores na frente dos superiores, não existirá problema algum para fazer este movimento.

Um cantor precisa abrir a boca fazer o som de "O". Se observarem uma cantora como Callas, que foi treinada, verão que não poderia cantar como canta se não abrisse a boca. Ela abre a boca de tal forma para cantar que algumas pessoas pensam que o som é produzido artificialmente. Alguns cantores como Fisher-Dieskan pensam em abrir a boca e ela se abre sozinha, de uma forma incrível, quando emitem o som de "O."

Existem muitas coisas curiosas sobre o som. Como será que as primeiras consoantes e vogais foram escritas? Nas línguas antigas como o hebreu, escrevemos as vogais colocando sinais especiais em cada consoante, para especificar o som da vogal desejada. Por exemplo, olhem minha boca e verão como é feito: se escrevo a letra B e coloco um sinal embaixo dela, o som deste B será BÉ (como em até) Bééééé (um som longo). Como um buraco na boca. Vejam como faço com a boca para pronunciar ééééé, os lábios se movimentam... somente no meio... um pouco. Então, este sinal significa o formato da boca para fazer o som ééééé. Colocando o mesmo sinal debaixo do B será BÉ, de L será LÉ, de D será DÉ.

Bem, este símbolo ~ debaixo das consoantes dá-lhes o som de A (Como em amar). Precisamos abrir a boca e os dentes. Quando está embaixo do B é BA, debaixo de L é LA etc. As crianças aprendem assim. E depois que aprendem os ditongos, não precisam mais colocar os sinais debaixo das consoantes, simplesmente escrevem as consoantes. Dizemos "ponte", porém escrevemos "pnt". Assim sendo, qualquer livro traduzido de qualquer língua para o hebreu será 70% mais curto, porque todas as vogais são eliminadas. Ninguém duvida de um país sem vogais (risadas).

Assim, percebemos que todas as vogais representam a abertura da boca. Por exemplo, três pontos debaixo do E será "Ê" (de ver). A vogal O é um ponto em cima da consoante. Se fotografássemos as bocas de uma dúzia de pessoas pronunciando esta vogal, veríamos que todas as vogais hebréias, com os sinais abaixo ou acima das consoantes, representam o formato da boca e o movimento da boca ao pronunciar a vogal.

Agora, por favor, curvem a boca novamente e coloquem os dentes inferiores na frente dos superiores. Fechem a boca com os dentes superiores atrás dos inferiores e abram os lábios. Existem duas maneiras de se fazer esta abertura dos lábios. Qual vocês escolhem? Quase todos vocês abrem a boca devagar, num movimento que não é nada agressivo; é porque a inibição da agressão ocorre desde a infância, o que não tem sentido. As pessoas não sabem distinguir entre a agressão e a violência. Porém, a agressão é parte essencial da vida. Morder uma maçã é uma agressão. Cortamos a maçã e tiramos um pedaço dela com os dentes. Isto também faz o leopardo quando come sua caça. O cachorro também faz isso quando morde alguém. Assim, a agressão é essencial e não poderíamos viver sem ela. Porém, existe uma grande diferença entre a agressão e a violência. Se comem uma maçã violentamente, distinguirão entre agressão e violência. Poderiam comer a maçã com tal violência que impressionariam qualquer pessoa. As pessoas têm medo da violência e é por isso que quando colocam os dentes inferiores para a frente fazem uma careta que dá medo. Experimentem e coloquem os dentes inferiores na frente dos superiores, com os lábios separados e abertos, e verão que sua face é de medo e de violência. Assim, eliminamos este movimento de nosso repertório. Se desejamos que alguém dê um sorriso ao tirar uma fotografia, pedimos que diga "giz", pois a boca fica mais suavizada, e a expressão não é tão violenta. Façam um movimento de sorrir algumas vezes, contraindo e relaxando os lábios. Observem a intensidade deste movimento. Podem fazer agora mais suavemente? Usem os dedos para facilitar o movimento. Façam o movimento com a ajuda dos dedos e observem.

É curioso, pois a boca é a primeira coisa que usamos para conhecer o mundo exterior. Desde que usamos a boca primeiro, todas as sensações da boca são muito precisas. A língua é muito delicada e os lábios possuem conexões nervosas refinadas, com fibras delicadas e bem juntas umas das outras. Estas conexões nervosas são mais delicadas do que nas mãos e nas pontas dos dedos. No entanto, nossa educação faz com que parte desta habilidade de sentir se perca. Na verdade nunca aprendemos a diferenciar a boca apropriadamente.

Agora, observem o que acontece: abram o maxilar para baixo e relaxem a boca e a face. Ao relaxar, suavizem todos os músculos da face e vejam que a boca abre-se mais ainda. Permitam que o maxilar se feche suavemente e observem que fazemos a expressão de um sorriso. Se não abrirem a boca, não poderão suavizar completamente a face, e assim sua expressão será de agressão, ou medo de agressão. Façam um movimento abrindo e fechando a boca suavemente.

Observem o efeito deste movimento nas faces das pessoas. [Moshe pede que observem uma pessoa do grupo.] A face dela está mudando desde que começou. Podem ver como ela sorri agora? Sua face está mais suave, mais amiga. Pois ela eliminou algumas inibições que possuía desde criança. Todos estes tratamentos de análise, consulta, terapia, gestalt, que ela fez não conseguiram este efeito. Em gestalt vocês conseguem somente fazer ahahahahah (sons de choro) e eles consideram isso um tratamento. Choram um pouco. Bem, eu prefiro vocês sorrindo do que chorando.

Vocês sabiam que Charles Darwin, além do seu trabalho, possuía um *hobby*? Esse passatempo era a exploração das emoções nos animais e nos homens. Uma das questões importantes que ele estudou foi se o sorriso é um comportamento adquirido da cultura ou um movimento biológico. Assim, explorou lugares longínquos, onde a comunicação com outras culturas era quase impossível. Lugares onde existiam hábitos e tabus diferentes. Nestes locais, ele observou se as pessoas sorriam e choravam como nós, pois ele questionava se estes comportamentos seriam uma necessidade física e biológica ou se seriam algo que aprendemos com a nossa mãe. Não era uma questão simples. Por exemplo, quando movimento minha cabeça da direita para a esquerda, eu quero dizer sim ou não? Bem, podemos pensar que este é um movimento natural e é igual em todo o mundo, mas não é. Os turcos fazem exatamente o contrário. O movimento que usamos para aprovar eles usam para desaprovar. Os beduínos para chamar a uma pessoa não gesticulam como fazemos. Quando chamam uma pessoa parecem que estão se despedindo dela. Quando virem um beduíno sentado na porta de casa, fazendo gestos que parecem estar lhe enxotando, aproximem-se, pois ele está lhe chamando. E para se despedirem, fazem uma coisa completamente diferente do que fazemos.

Assim sendo, Darwin teve problemas para descobrir se rir é uma ação fisiológica ou um hábito cultural. Foi assim que ele investigou a questão. Primeiro, observou uma coisa curiosa. Descobriu que muitos animais abrem a boca para demonstrar violência e grunhir. Claro que a boca abre-se o suficiente para morder. Assim, colocam o maxilar para a frente. [Moshe imita sons de animais.] Também os nossos antepassados faziam isso quando iam caçar. Depois, Darwin observou anatomicamente quais os músculos que estão envolvidos no ato de sorrir. Observou como usamos os músculos dos olhos, narinas e outros músculos superiores da face. Anotou cada músculo usado e calculou, aproximadamente, o quanto eles se contraem para produzir a risada e o sorriso.

Usando fotografias e desenhos, ele notou que os movimentos para rir e sorrir eram iguais em qualquer cultura que investigou. Até nas culturas mais longínquas que não tinham contato com outras. Assim, ele concluiu que sorrir é uma ação biológica e fisiológica.

Quando Darwin voltou para a Inglaterra, depois de suas viagens, ele fez outra observação e achou-a tão importante que escreveu sobre ela mais tarde. Notou que no zoológico, enquanto as crianças davam amendoim de comer aos gorilas, chimpanzés e orangotangos, tudo parecia muito bem. Porém quando as crianças começavam a rir da maneira como os animais comiam o amendoim, eles se afastavam e começavam a se tornar violentos, batiam nas jaulas e mostravam os dentes. Darwin percebeu que a expressão agressiva de mostrar os dentes é, em menor intensidade, o mesmo que um sorriso. Sorrir é perceber que o perigo está na outra pessoa, não em você.

Vocês leram o livro de Darwin sobre a expressão da emoção? Ali ele demonstra como os animais que foram retirados da floresta há pouco tempo não perderam os reflexos e instintos dos antepassados. Assim sendo, quando um animal vê os dentes de alguém, ele reagirá agressivamente. Os chimpanzés e gorilas estavam bem enquanto recebiam a comida, porém quando as crianças riam deles, mostrando seus dentes, tomavam isto como uma agressão e perigo. Quando certas pessoas sorriem, podemos ver que a face expressa raiva, agressão e violência.

Agora, por favor, abram os lábios superiores e inferiores e mostrem os dentes. [Moshe aponta para uma pessoa.] Olhem o rosto dela, parece agressivo. Agora relaxem e dêem um sorriso. Continuem agora a abrir os lábios e fechar. Abram o maxilar até que façam um movimento suave e controlado, mostrando o seu caráter, e não a violência que nunca aprenderam. Imaginem-se realmente com raiva de alguém. Uma pessoa com quem se sentem bem à vontade. O que diriam a esta pessoa? Como falariam e como expressariam raiva com a boca? [Moshe fala suavemente:] Você pode ver que tudo seria muito melhor se não fizesse isso; quantas vezes tenho que repetir? [Moshe começa a gritar:] Eu não disse a você? Esta não é a primeira vez que lhe digo isto. Não sei como posso viver com você tanto tempo, sem você aprender? (risadas) Observem que mostramos os dentes.

Agora façam o movimento, controlando-o. Abram a boca o máximo possível e fechem-na confortavelmente. Pensem num sorriso em vez de forçarem o movimento. Agora façam um esforço e vejam o que acontece. Mudem da violência para a agressão, pois a agressão é essencial para a vida. Sem cortar as árvores não teríamos papel higiênico. Sem a agressão ao mundo exterior não poderíamos viver. Se não houvesse o defloramento da mulher, não estaríamos aqui. Isto pode ser feito com violência ou pode ser feito suavemente, com delicadeza; porém, continua sendo uma agressão. Quebrar, cortar, colar, deflorar, penetrar; tudo isto faz parte da agressão essencial de que precisamos para viver. Assim sendo, devemos ser capazes de diferenciar nossos movimentos entre a violência e a agressão.

Por favor, agora tentem pronunciar qualquer palavra para si mesmos. Escutem a própria voz. Escutem o som da sala. Parece uma igreja. As pessoas rezam como numa igreja (risadas). Assim sendo, podemos ver que criamos um ambiente no qual rezamos e podemos diferenciar a agressão da violência. Se rezássemos assim: [Moshe grita] Oh! meu Deus, amo o senhor, dai-me o pão de cada dia! Como o Senhor me dará o pão de cada dia? (risadas) Isto é rezar? Porém se eu digo: [Moshe murmura suavemente] Senhor dai-nos o pão de cada dia. A voz é suave e sem barulhos desconfortáveis. Agora, olhem para suas faces. Observem como está a sensação dos músculos faciais. Essas faces podem produzir uma expressão amorosa e delicada muito melhor do que antes.

Agora façam a voz meio oitavo mais baixa do que o normal. Falem baixo e escutem. Também parece uma reza. Agora falem alto como se falassem ao professor que está lhe fazendo uma chamada oral ou ao policial que lhe multa (risadas).

Parem e pensem. Deitem-se de costas. Podem dormir ou apenas descansar. Simplesmente vejam se podem prestar atenção. Lembram-se como contamos? O que precisamos fazer para contar? Como mudamos a atenção de um dígito para outro? Podem se lembrar do terceiro dedo do pé? E dos dedos próximos ao terceiro dedo? Quantos pés vocês têm? Agora abram a boca e coloquem os dentes inferiores na frente dos superiores e movimentem o queixo da direita para a esquerda, com a boca nesta posição. Vejam se podem eliminar toda tensão supérflua no maxilar para movê-lo da direita para a esquerda. Gradualmente vão tornando o movimento cada vez mais fácil e confortável. Movimentem o maxilar para a frente e para trás, com um movimento suave e fácil. Agora observem. Deixem a boca bem aberta e vejam se empurram a cabeça para trás.

Coloquem novamente os dentes inferiores na frente dos superiores. Abram a boca e vejam como fazem este movimento. Abram a boca o máximo possível. Todos movimentam a cabeça, sem exceção.

Agora façam o mesmo movimento com os dentes inferiores, simplesmente tocando os superiores confortavelmente. Abrirão a boca sem violência. Observem a diferença.

Descansem e pensem nas coisas que fizemos que não foram prazerosas para vocês. O que fizemos que foi além da sua capacidade? Quais as coisas que não foram interessantes? Não concordaram com alguma coisa? Já tinham pensado em alguns dos assuntos? Quais as coisas que foram interessantes? Qual é a distinção entre a agressão e a violência? Será que sentem que o movimento do maxilar não expressa somente agressão, mas também violência? Ou será que uma coisa interessante foi a maneira com que as vogais estão relacionadas com o movimento e o formato da boca nas línguas antigas? Ou foi interessante a sensação dos dois dedos cruzados? Ainda se lembram da complicação daquele movimento? Se tivessem feito o movimento por mais algum tempo, quando colocassem os dedos juntos novamente sentiriam dois dedos de novo.

Para cada uma destas idéias, poderiam se lembrar de contar a alguém que passamos uma tarde inteira escutando coisas curiosas, idiotas, interessantes, que vieram à tona por acaso e também experimentando essas coisas na prática? Porém, qual seria a coisa mais interessante que contariam? Qual seria a primeira coisa que viria à mente? Ah, também lembrem-se mais tarde de testar a marcação de qualquer número de pontos que desejam de olhos fechados, num papel, para conferir se realmente conseguem fazer o número desejado de marcações.

Podem se lembrar de alguma coisa que não mencionei agora? Por exemplo, de Darwin, do amendoim, dos orangotangos, das ilhas, da falta de conexão com outras culturas, do sorriso, de abrir a boca e mostrar os dentes e da relação disto com a agressão. Pensem nas idéias que se lembram e naquelas que contarão às outras pessoas. Talvez desejam ler *A Expressão das Emoções no Homem e nos Animais,* de Darwin. Ou então desejam explorar mais algumas de minhas idéias e pensamentos no meu livro (*Body and Nature Behavior*), o qual tem muito a ver com esta lição.

Agora observem como o seu corpo se sente enquanto estão deitados, descansando. Observem a sensação nos músculos da face e a sensação do movimento do maxilar para a direita e para a esquerda, para cima e para baixo. Devem ter percebido que a lição foi tão difícil para mim quanto para vocês, por causa do calor. Tentei evitar que se movimentassem muito, nesta temperatura de hoje. Fiz esta lição com vocês, para que não ficassem ainda mais cansados e suados. Vêem como sou bonzinho? (risadas)

Muito bem, agora rolem para um lado, levantem-se devagar e vejam como se sentem quando ficam em pé. Olhem em volta e observem a face das pessoas que passam perto. Vejam o que elas expressam. Qual delas expressa desgosto, agressão, violência ou desconforto? (risadas). Vamos descansar agora. Muito obrigado (risadas e conversas).

LIÇÃO ONZE

BALANÇANDO A PÉLVIS

Por favor, deitem-se de costas e dobrem os joelhos, colocando os pés em pé no chão, confortavelmente. Primeiro coloquem sua mão direita sobre a barriga, entre o peito e o ventre, para que possam sentir nitidamente os movimentos da barriga. Agora coloquem a mão esquerda no esterno, em cima do peito.

Agora contraiam o abdômen e expandam o peito, sem agressividade ou violência. Expandam a barriga e contraiam o peito. Encham o peito de ar enquanto contraem a barriga. O peito se enche de ar enquanto a barriga se contrai, e a barriga enche, expande para fora, quando o peito se contrai. Continuem fazendo este movimento, até que se torne simples e praticamente insignificante, sem dificuldade e sem esforço ao fazerem o movimento de expandir e contrair, ora a barriga, ora o peito. Observem o que acontece com a respiração enquanto fazem estes movimentos. Em que momento percebem que inspiram, quando o peito está contraído ou quando a barriga está contraída? Observem quando o ar entra no pulmão. Podemos intencionalmente fazer a inspiração das duas maneiras. Por enquanto, simplesmente observem o que acontece naturalmente. É difícil fazer esse movimento? É muito repentino ou muito bem feito? Então, não o façam com perfeição.

Agora, gradualmente, aumentem o movimento. Façam tão rápido que os movimentos se tornem pequenos. Aumentem a velocidade. Façam o mais rápido possível. Vocês conseguem respirar? Continuem mais rápido ainda, mas não se apressem. [Moshe observa um membro do grupo.] Não ajude com as mãos. Sua mão direita está apertando o abdômen. Quando eu disse que não ajudassem com a mão direita, todos pararam de fazer isso, menos a pessoa com quem eu falei. Sabem por que ela usa a mão? Porque não sente o que está fazendo. Se ela não sente o que está fazendo, como poderia parar de usar a mão? Se não sabemos o que estamos fazendo, como podemos mudar? Como podemos saber o que desejamos?

Observem que podem continuar a fazer o movimento num ritmo e que a respiração não precisa acompanhar; pode seguir um ritmo diferente. Assim sendo, o que usamos para respirar? O diagrama, o peito, o quê? Podemos continuar respirando, movimentando o peito e o abdômen em qualquer ritmo que desejarmos, desde que possamos diferenciar um movimento do outro. Vou perguntar novamente: o que é a respiração, já que podemos mudar o volume do peito e do abdômen independentemente dela? Deve então existir outro mecanismo para executarmos a respiração. Do contrário, o ritmo da respiração mudaria com o ritmo do peito ou da barriga.

Agora inspirem e segurem a respiração, continuem fazendo o movimento alternado de contrair o peito e expandir o abdômen e vice-versa. Observem que o movimento do peito e do abdômen é independente da respiração. Em outras palavras, tudo o que dizem sobre respiração abdominal, respiração peitoral e outras coisas mais, quando aprendemos canto, está errado, pois como vêem a respiração não está associada ao movimento do peito ou da barriga. Continuem respirando suavemente, pela boca, e contraiam e expandam alternadamente o peito e o abdômen. Troquem as mãos, só para variar. Enquanto continuar, observem se podem expirar separadamente do movimento do abdômen e do peito. Podem ver como complicamos nossas vidas. Quando começamos a examinar o que sabemos, percebemos que na verdade não sabemos. Então, se não sabemos, não podemos fazer aquilo que desejamos. Assim, a maioria das pessoas necessita fazer exercícios de respiração, pois desejam, mas não sabem, respirar apropriadamente, o que significa que não sabem fazer o movimento da respiração tão bem quanto poderiam. Agora descansem, estiquem as pernas e observam como a respiração está agora.

Dobrem os joelhos novamente, coloquem os pés no chão confortavelmente e virem os dedos dos pés, com os pés para dentro, para o centro. [Moshe fala com um membro do grupo.] Você não pode virar seus pés para dentro nem mais um centímetro, pois já estão virados o suficiente. Eles estão tão virados que você não pode virar nem um milímetro. Foi por isso que pedi que virassem os pés para dentro. Bem, o Charlie Chaplin não podia fazer isso. Vocês se lembram como Charlie Chaplin colocava os pés, que se tornou uma característica de sua famosa imagem? Pois bem, agora coloquem os pés como o Charlie Chaplin, extremamente abertos. Agora, entre os dois extremos, encontrem a posição mais confortável. Se colocarem os pés extremamente abertos para imitar Chaplin, conseguirem fama, amor e fortuna, tudo bem, porém, se caminharem na rua assim, serão considerados miseráveis. Agora levantem a ponta dos pés do chão e abaixem. Continuem e transfiram a posição dos pés de "Charlie Chaplin" para a posição ponta dos pés viradas para dentro. Em seguida encontrem uma posição confortável. Porém, não expliquei bem o que quer dizer confortável; neste momento, confortável significa colocar os pés numa posição que você considere confortável.

Quando vocês melhorarem um pouco mais, tornarão esta posição ainda mais confortável. Descansem, esticando as pernas por alguns momentos.

Agora dobrem os joelhos novamente e coloquem os pés no chão como se empurassem os pés contra o chão. Descobrirão que a pélvis empurrará a coluna para cima, na direção do peito. Devem usar a pressão exata nos pés, para que possam empurrar a superfície na qual os pés se encontram. Façam um movimento pequeno e sem esforço. Empurrem e relaxem, voltando para a posição inicial. Observem o que sentem na pélvis enquanto fazem isso. Mantenham a pélvis balançando na direção do peito, porém não a levantem do chão. Agora coloquem os pés mais distantes das nádegas e façam o movimento. Isto é confortável? Algumas pessoas acham que esta é a maneira mais confortável de balançar a pélvis, porém os pés estão muito longe das nádegas. Coloquem os pés o mais perto possível das nádegas. Levantem a pélvis e coloquem os calcanhares o mais próximos possível das nádegas, e agora empurrem o chão com os pés e balancem o corpo para cima e devem assim poder encontrar, entre estes dois extremos, o lugar mais confortável para executar o movimento. Os pés não devem ficar nem muito longe das nádegas, nem muito perto. Agora pressionem os pés no chão e observem se a qualidade do movimento está melhor.

A pélvis movimenta-se de maneira curiosa. Os fêmures pressionam a articulação pélvica e empurram a pélvis para cima. Quando caminhamos também, a pélvis é empurrada para cima. Assim sendo, qual a posição em que a pélvis deve permanecer? Muitos dizem que existe uma posição correta. Uns dizem que a pélvis deve permanecer inclinada para a frente, e outros dizem que deve permanecer inclinada para trás. No entanto, não especificam se estão falando da parte inferior da pélvis ou da parte superior. A maioria dos livros diz para se colocar a pélvis para a frente. Se colocarmos a parte superior para a frente, a parte inferior irá para trás. Então o que querem dizer? O que significa "Endireite sua pélvis!". Endireitar o quê, a parte superior ou a parte inferior? Existe uma diferença enorme entre estas duas partes da pélvis. Às vezes dizem: "Movimentem a pélvis para a frente!". Porém como, e qual a parte da pélvis, não fica esclarecido. Estão falando da parte superior, inferior ou o meio da pélvis? O meio não mexe nem para a frente nem para trás. Assim, não é fácil definir o que devemos fazer com a pélvis.

Por favor, agora observem que quando empurram o chão com os pés, o corpo necessita relaxar, para que depois possam repetir novamente o movimento de empurrar. Quando relaxam, vocês também podem puxar o chão com as pernas, e assim podem fazer o movimento da pélvis mais amplo. Agora, experimentem novamente empurrar e puxar o chão com os pés e descubram o que acontece com a pélvis e os pés. Não forcem! Observem em qual direção os joelhos se aproximam e em qual direção os joelhos se separam. Quando empurram o chão com os pés e quanto mais o corpo vai para cima, na direção do peito e da coluna, mais eficiente será o movimento. O sistema nervoso fará tudo o que for possível para aproximar os joelhos. Isto é, a pressão feita com as pernas na direção do chão levará a articulação pélvica para uma posição eficiente. O maior efeito deste movimento acontecerá quando o plano da perna estiver paralelo ao da coluna, e você obterá o empurrão mais eficiente. Descansem.

Agora continuem a balançar o corpo. Desta vez façam um movimento oscilatório, pronunciado, num rito contínuo e repetitivo. Permitam que o corpo retorne sozinho para uma posição relaxada e depois empurrem novamente os pés. Assim, este balançar deve ser feito confortavelmente. Vocês sabem o que *p'chah* significa? Se cozinhar pernas de porco, ao esfriar forma-se uma consistência gelatinosa que balança facilmente. Assim devem balançar a pélvis de vocês. Continuem e observem o que acontece com a cabeça e com a coluna. Quando empurram os pés, a parte superior vai para trás e a parte inferior da pélvis, o cóccix distancia-se do chão, enquanto a coluna lombar é pressionada no chão. Continuem e observem qual a sensação na coluna enquanto é pressionada através do peito. Devido ao fato de o peso do peito e da pélvis serem grandes, e o tamanho de ambos ser grande o suficiente, a fricção é inevitável. Podemos empurrar o corpo somente até onde a pele e os músculos das costas podem se movimentar. Assim, o peito e a pélvis movimentam-se para se adaptarem a esta pressão. Experimentem e verão. Continuem balançando confortavelmente o corpo, empurrando os pés no chão. Observem que a pélvis, a coluna lombar e o peito se organizam de tal maneira que as três partes encostam no chão juntas. Movendo-se para cima, o queixo se distancia do peito e movendo-se para baixo, o queixo se aproxima do peito. Quando levantam os pés, o queixo aproxima-se do peito. Se isso não acontece é porque estão prendendo a respiração e possuem uma rigidez, inconsciente e involuntária, em alguma parte. Quanto mais rápido sentirem o local desta rigidez, melhor para vocês. Observem devagar, enquanto vão para cima, que a cabeça rola e o queixo se distancia do esterno. Em algumas pessoas o queixo se distancia suficientemente, podendo-se ver de longe. Em outras, precisamos olhar bem de perto, para ver se o queixo se distancia do esterno.

Novamente, façam alguns movimentos para cima, empurrando com os pés, porém acentuem o movimento. Relaxem e impulsionem, e relaxem e empurrem novamente. Observem que o queixo precisa se distanciar do peito; do contrário, a cabeça escorrega no chão. Por que vocês permitem que a cabeça escorregue no chão? Novamente encontramos algumas pessoas do grupo que não sabem diferenciar o movimento e permitem que a cabeça escorregue no chão. Assim sendo, o que eu disse sobre o queixo não significa nada para elas. Pergunto novamente: por que permitem que a cabeça escorregue no chão? Empurrem o chão com os pés, aproximem o queixo do peito e observem que a cabeça escorrega no chão. A única pessoa com quem estou falando, que escorrega a cabeça no chão, é a única que não sabe do que eu estou falando! Bem, aproximem o queixo do esterno e não saiam desta posição. Agora empurrem o chão com os pés e observem que a cabeça escorrega no chão. Se colocarmos um pedaço de giz debaixo da cabeça, marcaríamos uma linha no chão quando a cabeça escorrega. Agora movimentem a pélvis e a cabeça de tal maneira que não marquem uma linha de giz no chão. Isto significa que sua cabeça se movimentará em volta do ponto onde a cabeça toca o chão, tal qual a pélvis.

Todos vocês, parem o movimento, exceto você. [Moshe fala com uma pessoa.] Agora, por favor, somente você faça o movimento, empurre o chão com os pés e volte-os à posição normal. Observe que a cabeça não se movimenta. [Moshe demonstra para o grupo.] Já expliquei o movimento da cabeça uma dúzia de vezes e descrevi a pequena linha que é desenhada pela cabeça, quando esta escorrega no chão. Por que você não entende as coisas que foram explicadas? Por favor descanse. Posso fazer vocês dizerem a coisa certa, porém não entendem o que eu estou dizendo. Assim aprendemos na escola. Esta é a aprendizagem escolástica, onde escutamos, repetimos, escrevemos, decoramos e não sabemos o que estamos fazendo. Felizmente, algumas pessoas descobrem as coisas através de experiências pessoais e dizem: "Ah! Descobri o truque! Já sei!". Alguns professores são apreciados pelos alunos e não sabem por quê. Então, o mundo todo não é idiota. Mas grande parte é.

[Moshe pede a uma pessoa para continuar.] Por favor, deite-se de costas e movimente a pélvis, empurrando o chão com os pés. Agora, todos vocês observem o que ela faz. A cabeça movimenta-se muito pouco. Observem o que acontece com a cabeça e com o queixo dela e aprenderão algo muito importante. Quando ela direciona a pélvis para baixo, o ângulo atrás do joelho diminui e o queixo aproxima-se do peito. Quando o ângulo atrás do joelho aumenta e o cóccix levanta, para que a coluna lombar possa tocar o chão, o queixo distancia-se do esterno. Agora, se acham que ela faz algum truque especial, experimentem e vejam.

[Três membros do grupo deitam-se no chão e experimentam fazer o movimento, porém as cabeças escorregam no chão.] Ah, podem ver? Se não sabem o que estão fazendo e não podem fazer o que desejam, fazem uma outra coisa. Observem, agora ela está escorregando a cabeça e não pode fazer o movimento. [Moshe fala com as outras pessoas.] E vocês podem fazer? Não, estão distanciando o queixo intencionalmente, isto é uma besteira! Façam o que fizeram antes, todos vocês, empurrando os pés no chão e fazendo-os retornar à posição. Façam o movimento rapidamente. Aumentem a velocidade. Vejam agora que mudança. Agora façam todos o movimento; assim, quando os pés empurram o chão, o queixo distancia-se do esterno e quando os pés levantam-se do chão, o queixo aproxima-se do esterno. Estes três aqui, agora estão fazendo o que desejam. Chamo a isto de aprendizagem: quando podemos fazer a mesma coisa de duas maneiras diferentes. Então, possuímos uma escolha, uma livre escolha.

Agora *eles* possuem uma escolha. Compraram um carro que vai para a frente e vai para trás, o que é muito mais útil do que um carro que só vai para a frente. Agora estiquem as pernas e descansem.

Dobrem os joelhos novamente e coloquem os pés no chão. Empurrem o chão com os pés e permitam que o queixo se distancie do peito. Façam o movimento de tal maneira que quando empurram o chão, o queixo aproxima-se do peito e a cabeça escorrega no chão. Vejam que estão sabendo fazer o movimento das duas maneiras. Quando sabemos o que estamos fazendo, possuímos uma escolha e uma maneira humana de agir. Aprendizagem envolve poder perceber uma diferença e esta diferença deve ser significativa.

Agora, experimentem fazer dois movimentos de um jeito e dois de outro. Dois movimentos do queixo distanciando-se do esterno quando os pés empurram o chão e dois movimentos do queixo aproximando-se do esterno quando os pés pressionam o chão. Observem que a cabeça levanta-se um pouco quando o queixo aproxima-se do esterno. Façam um movimento fácil e confortável. Se observarmos aquela pessoa que não movimentava o queixo, veremos que ela agora segura a cabeça. Isto é o que impede o movimento dela. Na escola ela foi instruída para se sentar numa *posição reta*. Ela sentou-se tão reta que esqueceu como é não ser reta. Sua postura é tão compulsiva que está alojada no seu inconsciente. Assim sendo, ela não tem acesso ao controle dos músculos do pescoço.

Novamente, vamos repetir o que ela fez, e também a outra maneira, assim descobrirão o que eu quero dizer com livre escolha e aprender uma outra maneira de fazer a mesma coisa. Observamos que ninguém tem dificuldades agora. Façam um movimento no qual a diferença seja nítida entre um e outro. Determinem uma diferença significativa entre as duas possibilidades de fazer o movimento. Escorreguem a cabeça e depois permitam que ela role para trás, distanciando o queixo. Não movimentem a pélvis, simplesmente rolem a cabeça para trás, sem escorregá-la. Podem fazer isso sem movimentar a pélvis? Se não movimentarem a pélvis a cabeça escorregará no chão. Portanto, existe uma conexão entre o movimento da cabeça ao escorregar no chão e ausência de movimento da pélvis. Na verdade, este problema do qual não somos conscientes permeia nossas atividades em geral. Se examinarmos os movimentos dela, descobriremos umas 50 ações que ela executa inapropriadamente. Isto significa que ela executa suas ações de maneira inferior ao seu potencial. Em quinze minutos, ela pode melhorar tudo e se tornar consciente do que está fazendo e do que não está fazendo. É isto o que estamos fazendo agora. Ajudando-a a perceber melhor o seu próprio corpo. É como se fôssemos missionários.

Agora todos vocês, por favor, movimentem a cabeça de tal forma que ela não escorregue no chão, distanciando o queixo do esterno. Observem que é essencialmente impossível fazer o movimento com a cabeça, a menos que a pélvis também faça o movimento. Do contrário, tornarão o corpo uma estrutura tão rígida que toda a força produzida pelo corpo será absorvida nas articulações enrijecidas pelos músculos. Não podemos perceber a ação dos músculos porque estão enrijecidos e não cedem para executar o movimento. Movimentem a cabeça, distanciando o queixo, e observem que a pélvis faz exatamente o mesmo movimento. Como ela poderia fazer outra coisa? Se a cabeça e a pélvis estão conectadas pelo cilindro colunar, como poderiam movimentar uma sem movimentar a outra?

Agora fizemos todo o possível para colocar a coluna em uma posição horizontal no chão, como uma régua. Nesta posição, não há flexão nenhuma da coluna. A parte superior da pélvis também encosta no chão. Se movimentamos a pélvis, a cabeça também deve se movimentar. Experimentem agora. Não escorreguem a cabeça; então, não podem balançar a cabeça sem balançar a pélvis.

Por favor, estiquem a perna direita, continuem fazendo o mesmo movimento e observem a diferença. Agora, a pélvis não se movimenta como anteriormente. Devem perceber nitidamente que a parte superior da pélvis move-se para cima e para baixo. Agora dobrem a perna direita e estiquem a esquerda, e continuem o movimento, observando a diferença.

Para me assegurar de que todas as pessoas aprenderam igualmente esta lição, ela deveria ser feita mais devagar e se tornaria mais longa, pois o ritmo de aprendizagem de cada pessoa é absolutamente individual. Neste grupo encontro três ou quatro pessoas que aprenderam muito e algumas aprenderam pouco. Entre estes dois extremos observo muitas pessoas. Estas pessoas que estão entre os dois extremos são aquelas que foram ensinadas desde criança que o uso do corpo *deve* ser difícil e desconfortável. Estas pessoas impõem a si mesmas umas cem restrições que não percebem. Elas não podem fazer o movimento facilmente e, portanto, aprendem menos do que as outras. Se nos preocupamos em fazer com que aqueles que aprendem devagar, devido às restrições, aprendam junto com os outros, precisamos ter paciência enquanto estes indivíduos impõem as restrições a si mesmos, precisando ser corrigidos. Ainda não havíamos falado sobre restrições, pois não tinha sido necessário. Restrição é um hábito compulsivo de ignorar o seu próprio conforto. É um problema com o qual lidamos durante toda a nossa vida. Aprendemos muitas coisas, não porque são agradáveis, confortáveis, fazem nos sentirmos bem, porém porque precisamos aprendê-las. Precisamos aprender e precisamos fazer certas coisas, não importa como.

Agora, dobrem a perna esquerda e coloquem a direita por cima da esquerda, cruzando-as. Desta maneira, poderemos ajudar aqueles que aprendem devagar, que não sentem e não podem aprender. Coloquem a perna esquerda mais uns quinze centímetros para a esquerda. Somente quem precisa fazer isso deve fazê-lo. Algumas pessoas colocam o pé esquerdo encostado com a nádega esquerda. Experimentem colocar o pé esquerdo uns quinze centímetros para a direita. Observem que o movimento não é tão diferente do anterior. É um movimento para cima e para baixo. Quando o movimento for mais para cima e para baixo, poderão senti-lo melhor. Assim sendo, movimentem o pé esquerdo um pouco mais para a esquerda, com a perna direita por cima da esquerda, continuem o movimento de empurrar o chão com os pés, permitindo que a pélvis e a cabeça rolem para a frente e para trás. Agora observem: qual a parte da pélvis que continua no chão quando empurram com os pés? Podem perceber qual o lado da pélvis que toca mais o chão? E qual dos lados está mais distanciado do chão? Observem qual o ombro que se movimenta quando empurram com a perna esquerda. Qual é a omoplata que se move mais? Qual é a clavícula que se move mais? Se desejam saber, levantem o ombro esquerdo do chão e passem a mão esquerda por cima do corpo, para o lado direito, para que a omoplata se distancie do chão. Nesta posição, girem o peito, para que o ombro direito não toque o chão. Continuem empurrando o chão com os pés. Observem qual ombro está se movimentando com a pressão vinda da pélvis, e qual ombro interrompe o movimento, qual pode ser levantado sem interferir no movimento? Podem sentir que é o ombro direito que se movimenta?

Assim, podem sentir o esforço da articulação pélvica sendo transmitido através da coluna para o ombro direito?

Se desejam realmente sentir uma diferença, girem o rosto com o queixo para o lado esquerdo e aproximem o queixo da clavícula esquerda o máximo possível. Continuem empurrando o chão com os pés e movimentando a pélvis e a cabeça para trás e para a frente. Agora girem a cabeça com o queixo, na direção da clavícula direita, o máximo possível. Enquanto fazem este movimento, perceberão o movimento da cabeça e poderão sentir que o ombro direito está se movimentando mais do que o esquerdo. A cabeça está, na verdade, fazendo tanto movimento quanto o ombro. É um movimento pronunciado e nítido.

Parem, estiquem as pernas e os braços e descansem. Observem a sensação do pescoço e da pélvis determinando qual a parte do corpo que transmite a pressão da articulação pélvica para o ombro direito. Coloquem agora o pé esquerdo no chão e dobrem o joelho esquerdo. Coloquem a perna direita por cima da perna esquerda. Observem que a coluna faz uma rotação da articulação pélvica esquerda até o ombro direito e o lado direito do peito. Observem também que a coluna toca o chão em lugares que não estão normalmente em contato com o chão. O lado esquerdo faz o contrário, as costelas flutuantes levantam-se do chão e o peito necessita ceder da direita para a esquerda.

Agora, devagar, girem para o lado direito, esticando o braço direito para cima, porém conservem as pernas cruzadas como estão. Empurrem o chão com os pés e rolem a pélvis para cima e para baixo. Não girem para a direita antes que seja possível. Façam pequenos movimentos até sentirem que podem esticar o braço direito para cima, na direção da cabeça. Alguns não esticaram os cotovelos, outros não estenderam o ombro. Devagar empurrem o pé esquerdo contra o chão, movimentando a pélvis e a cabeça. Façam isso extremamente devagar, pois o peito se deformará, permitindo que a omoplata se mova, e descobrirão que a mão direita desliza no chão a cada movimento da pélvis. Se ajudarem o corpo fazendo uma rotação, rolando o peito, facilitando o movimento diagonal através de toda a coluna, o braço direito irá na direção da cabeça, cada vez mais, sem precisar forçar.

Mantenham-se rolando para a direita, enquanto o lado direito do peito relaxa, permitindo o movimento do braço na direção da cabeça. Observem que, repentinamente, a articulação pélvica do lado direito toca o chão, da mesma forma que a esquerda. As pernas estão cruzadas e os joelhos não vão nem para a direita nem para a esquerda, mas não estão estacionários, pois a pélvis está se movimentando. Não importa se não rolam para a direita apropriadamente. É suficiente que saibam que este movimento pode ser feito e que conecta a cabeça, o peito e a pélvis. Melhorarão bastante com esta aprendizagem.

Agora, levantem a mão esquerda para o teto e mantenham a direita onde estava. Continuem rolando o corpo e permitam que a mão esquerda vá gradualmente para a direita. Movimentem o braço esquerdo somente um grau para a direita, a cada movimento da pélvis para a frente e para trás, demorando assim uns noventa movimentos para que o braço esquerdo vá até para a direita. Levantem a omoplata esquerda e o lado esquerdo do peito e perceberão quanta atividade este movimento produz no lado direito do peito, incluindo as costelas, as doze vértebras toráxicas, a região lombar e o pescoço. Na verdade, a coluna tenta aprender como movimentar vértebra após vértebra, para que possam rolar para o lado direito. O braço direito tornar-se-á mais longo e mais esticado e o peito, mais relaxado e forte. Observem que, na verdade, o braço direito se alongará e também as omoplatas se alongarão tanto que quando vocês pararem de fazer o movimento, necessitarão dobrar o braço com muito cuidado para não doer, porque os músculos do ombro aumentaram a amplitude do seu movimento, aproximando-se de seu potencial máximo. Parem e devagar tragam o braço direito (e esquerdo) para uma posição paralela ao corpo, estiquem as pernas e tentem colocar o braço direito para cima novamente, deslizando-o no chão. Do contrário, será doloroso. Observem a sensação nos ombros. Vejam se existe alguma mudança significativa nos ombros. Se fizerem o movimento rapidamente, pode ser doloroso. Novamente estiquem o braço direito na direção da cabeça, porém não escorreguem o cotovelo no chão. Podem sentir as mudanças que ocorreram no ombro, na omoplata e nas clavículas? Descansem um pouco.

Agora, dobrem os joelhos e deitem-se no lado direito, estiquem o braço direito na direção da cabeça e coloquem o pé esquerdo em pé no chão, estendendo a perna direita. Coloquem a mão esquerda no chão, no lado direito do peito, passando-a por cima do corpo e colocando a palma da mão no chão. Observem como o braço está esticado, a sensação do cotovelo e a sensação no dorso da mão direita. Agora, usando a perna esquerda, com o joelho na direção do teto, ou a posição mais próxima desta que conseguirem sem esforço, empurrem o chão com os pés, movimentando a pélvis como antes; porém, devem estar deitados no lado direito, o máximo possível. A mão esquerda passa com cima do peito, pressionando o chão com a palma. Não poderão fazer o movimento, a menos que estejam realmente deitados no lado direito. Continuem movimentando a pélvis, empurrando a perna esquerda e observem o que a pélvis faz. Podem sentir algum movimento na mão direita? Não precisam contrair ou ajudar com a perna direita; simplesmente movimentem a pélvis como se fosse uma gelatina. Agora observem que as costelas flutuantes do lado direito aproximam-se e distanciam-se do chão. Obviamente, algo acontece na coluna, para tornar isto possível. As costelas inferiores movimentam-se num grau maior do que as outras. As costelas flutuantes devem se movimentar mais ainda. Podem sentir como o meio do tórax aproxima-se e distancia-se do chão? Qual é a sensação na sua mão esquerda e direita? Lembrem-se como era a sensação antes. A cabeça e a face estão viradas para o lado direito. A cada movimento vocês devem sentir que as omoplatas devem fazer um ajustamento delicado em relação ao movimento do braço direito. Percebemos isto antes, porém não observamos muito bem a mudança das omoplatas. Lembram-se quando fizemos um círculo completo com o braço? Naquela ocasião, levantamos a pélvis e o peito para passar o braço por baixo.

Agora, devagar, deitem-se de costas e estiquem as pernas. Observem como o braço direito se apóia no chão. Observem que existe uma tremenda mudança na omoplata, na clavícula, e em todos os músculos intercostais atrás, e na frente, do lado direito do peito. Dobrem as pernas, coloquem a perna direita por cima da esquerda e empurrem o chão com os pés, movimentando a pélvis e a cabeça. Observem também o que acontece no peito e o movimento do ombro direito. Deve existir um novo movimento nos ombros e no braço direito, resultante do fato que o peito está mais relaxado e mais ágil, permitindo este movimento. Parem e descansem. Observem a diferença entre o braço esquerdo e o braço direito. Levantem o braço direito, abaixem-no e depois levantem o braço esquerdo, abaixem-no, e vejam a diferença entre os dois. Onde está a diferença? A diferença está na parte do corpo que conecta a pélvis às omoplatas. Ela também se encontra na coluna e no peito. Descansem. Coloquem os braços ao longo do corpo. Observem a diferença entre um lado do corpo e o outro.

Agora, por favor façam o seguinte: estiquem o braço esquerdo na direção da cabeça e coloquem o pé direito no chão, dobrando o joelho direito. Pensem, sem se movimentar, como a pressão do pé direito no chão levanta a articulação pélvica do lado direito. Que tipo de mudança vocês devem sentir no peito? Quanto precisam rolar para a esquerda para que o braço esquerdo estique? Agora rolem para o lado esquerdo completamente e passem a mão direita por cima do corpo, colocando a palma da mão no chão, perto do peito, no lado esquerdo. Façam o movimento empurrando o chão com o pé direito e observem o movimento do abdômen e do peito. Agora rolem para a direita, na mesma posição simétrica, e troquem a perna que estava pressionando o chão, fazendo o mesmo movimento. Observem a diferença entre um lado e o outro. Notem que a deformação no peito faz com que os músculos do abdômen e os músculos do peito no lado direito não se movimentem. Agora contraiam o abdômen e expandam o peito. Observem o quanto podem movimentar o peito e a barriga.

Agora rolem para a esquerda, simetricamente, e observem que neste lado os músculos do peito e da barriga estão diferentes. A impressão que se tem é que os músculos da barriga estão trabalhando demasiadamente, ou não estão obedecendo à intenção do movimento. Se eu lhes disser qual dos dois é o correto, estarão fazendo um simples exercício. *Vocês* mesmos devem descobrir como os músculos da barriga e do peito obedecem à sua intenção, quando se viram de um lado para o outro. Continuem mudando de um lado para o outro, comparando o movimento. A cada mudança de um lado para outro, o movimento torna-se cada vez mais igualado. Descubram as diferenças mais refinadas de cada sensação, pois, sem dúvida nenhuma, os músculos de um lado da barriga estão trabalhando mais facilmente e sem esforço. Em um dos lados as costelas inferiores e a pélvis estão organizadas para tocar o chão.

Agora, rolem para o outro lado e procurem novamente observar os mesmos detalhes. Nesta observação vocês terão a chance de obter uma mudança real. Parem e descansem.

Agora, deitem-se de bruços, coloquem as duas mãos na lateral do corpo, com as palmas da mão no chão, como se fossem levantar. Flexionem os pés e apóiem-se nos dedos. Coloquem a cabeça mais ou menos no meio. Levantem um pouco a cabeça para que o nariz e o queixo não toquem o chão. Os cotovelos estão no ar, na direção do teto. Empurrem os pés e façam um movimento similar ao que fizeram empurrando o chão com os pés deitados de costas. Enquanto empurram com os pés, a pélvis movimenta-se empurrando a coluna, os ombros, e a cabeça move-se para frente. Agora coloquem a testa no chão. Observem que a cabeça também se movimenta. No entanto, *não* pressionem o chão com a testa e façam alguns movimentos suaves. Não precisam repetir continuamente o movimento, pois já sabem fazê-lo; porém, observem o que acontece na barriga e no peito, quando empurram e relaxam. Podem sentir que toda coluna é empurrada para a frente e movimenta a cabeça? Por que isto não acontecia com algumas pessoas, quando estavam deitadas de costas? Façam este movimento algumas vezes. Agora levantem a testa do chão meio centímetro, sem mudar de posição, e continuem fazendo o movimento. Percebem que não estão mexendo a cabeça agora? Em outras palavras, quando a cabeça não se movimenta, os músculos do pescoço ficam rígidos e não servem para executar o movimento.

Coloquem a testa no chão novamente e observem que agora a cabeça *se movimenta* para a frente e para trás. O movimento da cabeça não é igual em todas as pessoas. Continuem se movimentando assim, porém aproximem os ombros do chão, enquanto empurram o corpo com os pés, e levantem os ombros do chão quando o corpo relaxa. As palmas das mãos estão apoiadas no chão. Ao empurrarem o chão com os pés, movimentem a cabeça e os ombros para baixo, e afundem também a coluna entre os ombros. Aprendemos isto antes. Façam o mesmo movimento devagar. Quando o corpo for para trás, ao relaxarem, distanciem os ombros e levantem a coluna cervical. Façam o movimento umas cinco vezes, colocando a ponta dos ombros para perto do chão, enquanto se impulsionam para a frente. Descobrirão que, a menos que movam os cotovelos para a frente, não conseguirão fazer este movimento. Cada vez que empurrarem com os pés, deixem que os cotovelos também sigam para a frente. Movimentem os ombros, o esterno e as clavículas na direção do chão. Levantem a testa e continuem o movimento. Coloquem o queixo no chão enquanto fazem este movimento e, então, as pontas dos ombros chegarão ao chão. Façam o movimento algumas vezes.

Enquanto empurram o corpo com o auxílio dos pés, aproximem os ombros do chão e, quando relaxarem, levantem as pontas dos ombros para trás o máximo possível; assim, os cotovelos aproximam-se do chão. Levantem também o esterno; porém, mantenham a cabeça e o queixo próximos do chão. O esterno e a coluna cervical devem se mover. Descobrirão que a cabeça agora rola bastante sobre o queixo. Continuem empurrando com os pés, aproximando e distanciando os ombros do chão, alternadamente. Observem que ao aproximá-los e distanciá-los do chão estão fazendo dois movimentos diferentes. Notem como se movimenta a cabeça. Podem ver que se movimentam de tal maneira que a cabeça distancia-se do chão? Agora fiquem nesta posição, com o queixo no chão, e não movimentem os ombros; porém, empurrem com os pés, balancem o corpo para ver se a cabeça balança e o tanto que ela se movimenta. Parem e descansem nesta posição.

Comecem o movimento novamente, porém desta vez expandam o peito e contraiam o abdômen alternadamente. Observem se o lado direito do abdômen aproxima-se do chão tanto quanto o esquerdo. Observem também se o lado direito do peito pressiona o chão tanto quanto o esquerdo. Continuem o movimento, porém, desta vez toquem o chão somente com o lado direito do abdômen. Agora cruzem a perna direita por cima da esquerda e, se possível, coloquem o joelho também por cima da perna esquerda. Empurrem o pé esquerdo no chão e façam com que só o lado esquerdo do abdômen toque o chão. Esta é a maneira mais fácil de fazer o movimento.

Enquanto fazem isso, observem qual o lado do peito que pressiona o chão com mais força. Observem também qual a mão que pressiona o chão com mais força. Agora coloquem a testa no chão novamente e continuem balançando o corpo. Vejam se o movimento da cabeça aumentou ou diminuiu. Observem a sensação do lado esquerdo do abdômen, pressionando o chão. Descruzem as pernas e continuem empurrando os dois pés no chão. Agora, intencionalmente, pressionem o lado esquerdo do corpo no chão. Empurrem com os dois pés, porém façam o lado esquerdo aproximar-se mais do chão. Podem sentir que o lado direito pressiona menos o chão? Agora façam o lado direito pressionar mais o chão. Não será fácil, pois os movimentos que fizeram anteriormente não foram simétricos. Precisam fazer uma mudança no peito para que sintam os músculos desse lado do abdômen agindo com a mesma pressão que do outro lado. Parem, deitem-se de costas e descansem.

Dobrem as pernas novamente. Empurrem com os pés no chão e observem qual é a sensação das costas, do peito e das omoplatas. Observem como o movimento está diferente agora. *Todas* as cabeças movimentam-se apropriadamente. Observem aquela pessoa que não conseguia fazer o movimento antes. Olhem como ela está fazendo agora. Podem ver que o movimento dela é tão bom quanto o de vocês? O movimento era difícil para ela, por ser totalmente desconhecido. Portanto, poderíamos lhe explicar até amanhã, descrever toda a anatomia, usando as diversas terapias, gestalt ou qualquer outra e, simplesmente, ela continuaria a mostrar uma grande resistência à aprendizagem, para se ajustar à realidade. O funcionamento inapropriado e o pensamento inapropriado são fenômenos que não podem ser corrigidos completamente. Talvez possa ser corrigido um ângulo mínimo. Aqui, porém, ela aprendeu duas funções, pode fazer o movimento de duas maneiras e possui uma escolha, e sua liberdade aumentou. Ela mudou sua possibilidade de uma decisão compulsiva para uma decisão deliberada. Que tratamento pode ser melhor do que este?

Por favor, levantem-se e caminhem um pouco, observando a sensação do corpo. Observem o que sentem através de todas as partes do corpo. Quais delas sentem-se como novas? Recomendo isto especialmente para a pessoa que conseguiu uma nova escolha. Podem ver, então, que não é uma questão de exercícios? Vamos fazer um intervalo. Muito obrigado (aplausos).

LIÇÃO DOZE

APRENDENDO A SENTAR A PARTIR DA POSIÇÃO DEITADA

Vamos fazer um movimento rápido usando tudo o que aprendemos para podermos distinguir entre a velocidade e a pressa. A pessoa apressada é aquela que pensa ser muito vagarosa. Se essa pessoa não se julgasse vagarosa, então não precisaria ter pressa. Uma pessoa apressada, internamente, com certeza acredita e pensa: "Sou muito lenta, sou uma droga". Verificaremos que existe um distúrbio que permeia todo o seu ser e sua existência. Steckel, um general do Exército austríaco, era um daqueles psiquiatras que Freud considerava tão bom quanto Adler. Ele foi um dos quatro primeiros alunos de Freud. Steckel era mais importante e mais conhecido do que Freud. Dos seus muitos livros, os dois mais importantes são: *A Impotência no Homem* e *A Frigidez na Mulher*. Em ambos os livros ele sugere que a impotência masculina e a frigidez feminina ocorrem em pessoas que não possuem percepção do tempo, estão sempre com pressa. Assim, se ajudássemos estas pessoas a superarem suas dificuldades em relação à percepção temporal, muitos problemas, ou distúrbios sexuais, desapareceriam. Não seria preciso fazer mais nada. Algumas pessoas descobriram isto sozinhas através da *Consciência pelo Movimento*. Elas experimentaram uma mudança na personalidade e se tornaram mais capazes de eliminar suas dificuldades sexuais. Podemos realmente melhorar para o resto da vida. A idéia é poder distinguir entre a pressa e o tempo. Devagar; se não podem ir devagar é porque estão com pressa, e já sabem que isto não é bom. Agora passemos à noção do tempo; vamos realmente nos movimentar muito rápido; porém, distinguindo entre o que é rápido e o que é apressado.

Por favor, deitem-se de bruços e aproximem os pés e os joelhos. Imaginem que os joelhos e os pés estão amarrados com elásticos largos e não podem se mover separadamente. Movimentem-nos como estão, um pouco para a esquerda e um pouco para a direita. Agora aumentem este movimento e observem se a cabeça, os ombros e os braços estão interferindo neste movimento. Organizem as mãos, os braços, a cabeça e observem. Se a cabeça está voltada para a esquerda, o movimento é mais fácil para a direita ou para a esquerda? Agora coloquem a cabeça para a direita e observem se o movimento é mais fácil para a direita ou para a esquerda. Coloquem a cabeça para a esquerda e comecem a movimentar as pernas de tal maneira que possam ver os calcanhares com os cantos dos olhos.

Não olhem por baixo do abdômen. Se olharem assim, só verão os seus sexos, nada mais. Olhem para os calcanhares; onde estão eles, no ar? Então os olhos devem ir para o ar, mas não por baixo do braço. Por que não colocam ambas as mãos no chão como se fossem se levantar? Por que fazer isto de maneira tão esquisita e desconfortável? Aprenderão em um minuto que se o movimento for desconfortável será um movimento lento, feio e difícil de executar. Devagar, levantem a cabeça, girem os ombros e usem os braços para ver os calcanhares. [Moshe grita:] *Não movimentem os calcanhares, a menos que possam vê-los! Sigam-nos com os olhos até que eles encostem no chão.* Isto é gritar para que façam o movimento rápido e com leveza. *Estou mandando!* O que vocês estão aprendendo? Quem lhes disse que podem aprender confortavelmente desta maneira? Na vida tudo é assim: "Por favor? Saiam daí!" ou então: "Você está despedido!" Vocês devem imaginar que tipo de aprendizagem podemos fazer com este tipo de tratamento.

Bem, agora novamente com as mãos como se fossem levantar, olhem para os calcanhares enquanto levantam a cabeça e tombam as pernas, até que possam ver os calcanhares tocarem o chão. Observem o que acontece com os braços. Repitam este movimento três ou quatro vezes e pensem como poderiam fazer isto para o outro lado. Continuem fazendo o movimento até que consigam imaginar o movimento para o outro lado, de forma clara e nítida, usando como exemplo o movimento que estão fazendo. Agora façam o movimento para os dois lados. Aumentem a velocidade e simplifiquem o movimento. Precisarão sentar-se para verem os calcanhares. Se não sentarem, não existirá benefício nenhum, pois será difícil ver os calcanhares. É muito simples e deve ser geral, todos devem fazer isso. Todo o corpo deve participar uniformemente. Coloquem suas mãos como se fossem sentar. Onde está a mão direita? Onde estão as pernas? Podem se sentar enquanto tombam as pernas? Por que esticar as pernas? Enquanto continuam, descubram que um dos braços não é necessário para ajudar no movimento de sentar. Continuem e tornem este braço cada vez menos necessário. Porém ele não será desnecessário, a menos que se sentem apropriadamente. Como farão isto? Experimentem fazer o movimento com os joelhos separados. Vocês mantêm os joelhos próximos porque as nádegas estão muito próximas uma da outra e existe um pequeno espaço entre elas. As duas nádegas disputam entre si para ver qual das duas consegue cobrir totalmente o ânus. Nunca concordam entre si e serão sempre opostas. Como são tolas as nádegas, não?

Continuem devagar. E agora tentem também eliminar o uso do outro braço. Não mantenham os joelhos tão próximos. Podem agora tirar os elásticos que os amarram na sua imaginação. Agora façam o mesmo movimento que antes, porém separem os joelhos enquanto sentam-se, podendo assim ver os calcanhares. Uma perna fica atrás da outra.

Deitem-se e quando sentarem novamente façam o mesmo movimento, observando sempre os calcanhares. Se observam os calcanhares não precisarão do outro braço, ele também será desnecessário. Apóiem-se nos braços e sentem-se de novo. Agora sentem-se sem a ajuda deles. Simplesmente permitam que acompanhem o movimento das pernas. Distanciem os joelhos ainda mais, para que auxiliem o movimento, tornando os braços desnecessários. Notem que podem se sentar apropriadamente, sem a ajuda das mãos.

Imaginem que vão fazer o mesmo movimento para o outro lado. Prestem atenção para não tropeçar nas pessoas próximas a vocês. Se não prestarem atenção, tropeçarão enquanto experimentam fazer o movimento. Agora não digam *nada* e também pensem em *nada*. Descansem. Eu poderia dizer: virem-se todos vocês para o lado esquerdo, e todos fariam o movimento para a esquerda e não tropeçariam um no outro. Porém, o que aprenderiam com isto? Assim sendo, se vocês combinarem com seu vizinho para fazerem o movimento juntos, estariam também se organizando, sem aprender. Seria como dançar ou tocar música. A música é uma coisa muito curiosa. Muitos pensam que a música eleva a alma, melhora o pensamento e nos faz mais humanos. Porém, a *música* também foi usada para queimar os judeus. Os que organizaram esta queima eram pessoas do país mais musical do mundo. Permitiram que alguns judeus sobrevivessem para tocarem, enquanto os outros eram queimados. Então, este refinamento pela música é uma lorota. A música não refina *ninguém*. É claro que uma pessoa não violenta pode criar belíssima música. Porém, não é a música que faz o homem. A música é uma coisa maravilhosa e também pode ser a coisa mais suja do mundo. Se querem se organizar para se mover juntos, façam isto humanamente, não usem música. Não usem ordens, não façam nada, simplesmente sintam e percebam a pessoa próxima a vocês.

Por favor, deitem-se de bruços e *não falem* nada. Comecem a se movimentar e *sintam* as pessoas mais próximas. Ambas as mãos devem estar livres; se distanciarem os joelhos suficientemente, deixem que um joelho vá para trás e o outro para a frente. [Moshe fala com uma pessoa:] Você, beleza, suas pernas não estão abertas apropriadamente. Isto é uma coisa muito importante para uma mulher. Ah, está melhor assim. Movimentem ambas as mãos de um lado e do outro. Balancem o corpo como uma espécie de espiral. Todo o corpo deve participar do movimento, fazendo-o uniforme e harmonioso. [Moshe corrige alguém que se organiza bem de um lado, mas não do outro.] Você está fazendo o movimento com pressa. A pélvis deve se movimentar como aprendemos antes, e movimenta-se continuamente, numa curva suave. As mãos e as pernas saberão para onde ir naturalmente. Preste atenção à pélvis e à cabeça e olhe os calcanhares. [Moshe indica uma pessoa:] Olhem o movimento desta pessoa. Ele é muito sabido, agora movimenta sua pélvis muito bem. Antes ele se movia com supetões. O movimento era pobre e desorganizado. Quando voltam para se deitarem novamente de bruços, não devem bater os ossos da pélvis no chão. Alguns de vocês estão batendo os ilíacos no chão. Se repetirem muitos estes movimentos, os ilíacos ficarão roxos e doloridos. Observem, quando fazem a curva para se deitarem no chão, a parte frontal da pélvis deve fazer um movimento suave e contínuo, sem bater no chão. Se baterem os ilíacos, isto significa que estão esticando muito a perna. Façam o movimento devagar. Se movimentarem a perna para trás o suficiente, então rolarão sobre o abdômen, e não sobre os ilíacos, e conseguirão fazer o movimento sem bater os ossos da pélvis. Se rolarem nos ilíacos, interferirão na mobilidade do movimento, queiram ou não. Nosso sistema nervoso possui uma experiência muito grande. Ele sabe quando devemos espirrar, quando devemos dobrar as pernas, e quando devemos rolar. É somente nossa inteligência que nos leva a fazer coisas idiotas. Agora estão muito melhores. Descansem um momento.

Depois veremos com que velocidade podem se sentar. Poderão experimentar qualquer outra maneira de sentarem e verão que velocidade conseguirão. Acredito que com esta velocidade vocês sentarão mais rápido do que um gato. Deitem-se de bruços e comecem o movimento quando eu der um sinal. Se não olharem um para o outro quando começarem, não *perceberão* um ao outro e tropeçarão entre si. Agora, respirando suavemente, sem esquecer o que Steckel disse: que a pressa e a velocidade são duas coisas diferentes. Uma é um problema indesejável e a outra é o maior prazer da vida. Comecem agora a fazer o movimento. Todas as partes do corpo devem trabalhar juntas, as mãos, as pernas, o peito, o bigode, tudo o que possuem. Isto é maravilhoso. Podem ver como se sentam para a esquerda? Sabem por quê? Porque se organizaram com a pessoa à sua volta. Sozinhos levariam um mês para se organizarem. Isto é porque sempre existe um problema, porém considerem isto:

o sistema nervoso aprendeu a agir apropriadamente, desde o começo. A criança experimenta suas próprias vontades e com sua própria percepção ela se movimenta no mundo, descobrindo os objetos em sua volta que lhe permitem que a aprendizagem aconteça naturalmente. Esta aprendizagem deve ser social, do contrário ela se tornará autista ou esquizofrênica e será internada numa clínica. Se a função social não for harmoniosa e agradável, então o movimento da pessoa não pode se adaptar ao propósito real da vida na sociedade. Se precisamos lidar com fatores biológicos e problemas fisiológicos, a menos que entendamos isso, não podemos melhorar. Podemos matar os germes com drogas, mas a pessoa não será capaz de funcionar apropriadamente.

Agora, observem o quanto o lado esquerdo melhorou através do movimento em coordenação com os seus vizinhos de cada lado. Voltem para o solo e sentem-se novamente. Isto é um *desafio*. Assim sendo, devem fazer o movimento *erroneamente*. Não prestem atenção ao movimento e vejam o que acontece. Aqui está uma pessoa que tinha dificuldade em usar o corpo. Chegou aqui com esta queixa. Observem como ela faz o movimento para a direita e para a esquerda. Digam-me qual lado tem problema e qual lado é bom. Podem ver que ela se movimenta também como qualquer outra pessoa, igualmente para os dois lados. Assim sendo, ela me deve um beijo. Não quero o beijo agora, deixe para depois, quando eu estiver menos ocupado.

Agora, por favor, deitem-se e descubram que a função social não é somente uma amolação, mas realmente melhora nossa fisiologia. Se não sabem isso, não cumprem satisfatoriamente com sua função social, mesmo que vocês compareçam sete vezes por semana à sinagoga ou à igreja. Como um ser social, toda função do nosso cérebro é usada incluindo as qualidades herdadas, como também as qualidades animais. Produzimos uma liberdade com o cérebro, que liberta nossas mãos e nos permite reformar o hemisfério esquerdo do cérebro, onde possuímos as funções de escrever, falar e ler. Assim, nossas vivências biológica, fisiológica e social estão interconectadas. Para a espécie humana isto é a própria vida.

Algumas pessoas perguntam: "O que faria se tivesse que viver o resto da vida numa ilha, o que levaria? Livros, discos, o quê?". Eu os aconselharia a jogarem os livros e os discos no mar, pois precisamos mais de nós mesmos para sobreviver. Temos a tendência de não perceber que a vida social não é somente uma vida social, porém uma necessidade biológica e fisiológica. Não poderíamos existir um só dia sem isto. Para escapar da humanidade, precisamos de alguma coisa da humanidade. Até para cometermos suicídio, precisamos de uma pistola ou de remédios feitos por outras pessoas.

Na verdade, não podemos viver nem morrer, a não ser como seres sociais. As pessoas estão começando a tomar consciência disso. A comunidade médica está começando a perceber que não pode curar uma pessoa com esclerose múltipla, a não ser que a função social desta pessoa seja organizada apropriadamente.

Não estamos sozinhos no mundo. Devemos agir sempre com a percepção de que existe sempre um observador. Nascemos de uma mãe e assim entramos no mundo com uma testemunha, uma observadora, um outro ser. Precisamos considerar a importância disto para o resto de nossas vidas. Assim os relacionamentos com outras pessoas, com os objetos que fazemos, usamos e brincamos, e todo o mundo social melhora nossa fisiologia.

Nas depressões as pessoas se relacionam com coisas do mundo social ou com outras pessoas. Alguns podem comprar um chapéu que nunca usarão, porém a escolha do chapéu pode amenizar a depressão. Outros mantêm uma relação íntima com uma outra pessoa. Não importa o quanto ela seja íntima, ou se é verdadeira ou não. Porém, é melhor do que estar sozinho. É por isso que algumas pessoas que se sentem miseráveis moram juntas, pois é melhor do que estarem sozinhas.

Se é melhor estar acompanhado do que estar só, então rolem no chão como se não estivessem sós. Deitem-se de bruços e sintam o corpo e a distância do corpo das pessoas mais próximas. Podem sentir e prestar atenção, e perceberão que realmente saberão se organizar. Agora comecem o movimento. Obviamente, no começo o movimento deve ser lento e suave para alcançarem o ritmo. Porém, não importa se forem depressa. Os outros poderão esperar até encontrarem o seu ritmo. Observem agora: Nancy faz melhor do que vocês. Aqueles que fracassam, é porque não se permitem ir devagar. Esses precisam parar. Aqueles que se movem devagar, continuem devagar e eliminem tudo o que interfere no aumento da velocidade do movimento. Devagar, um após o outro, eliminem os erros minúsculos no uso das mãos, no uso das pernas, atrás dos joelhos e assim por diante, para poder sentir as coisas que não estão fazendo muito bem; movam-se devagar. O fracasso é de origem social. Aqueles que se acham muito bem socialmente pensam que ao se movimentarem devagar se sentirão inferiorizados socialmente, e se recusam a fazer um movimento suave. Portanto, se movimentam mais rápido do que podem. Esses precisam ir devagar, para que possam se movimentar tão rápido quanto as outras pessoas. Para que possam eliminar tudo o que for desnecessário. Distanciem mais os joelhos. A velocidade aumentará sozinha. Se fizerem juntos, a velocidade chegará ao limite da habilidade humana. Por que param? Porque não fazem um movimento contínuo? Podem ver que existem muitas inibições e muitos obstáculos? Isto significa que criam restrições para si mesmos que são necessárias para se movimentarem rapidamente. É por isso que para ganhar uma medalha de ouro nos esportes não é importante passar muitas horas treinando, é mais importante examinar em si mesmo as ações desnecessárias.

Agora todo mundo devagar, para que a pessoa que se movimenta mais devagar tenha tempo para fazer o movimento. Movimentem-se como se estivessem num mar de mel. E verão que quando se movimentam devagar, o mais importante é possuir a mesma qualidade de mobilização através de todo o corpo. Todas as partes do corpo devem se movimentar uniformemente, num movimento contínuo e suave. Esta mesma qualidade de mobilização deve ser usada para fazerem o movimento rapidamente.

Balancem as mãos. Ajudem com os braços, balançando e integrando-os no movimento. Sua cabeça, ombros e todas as partes devem acompanhar o movimento harmoniosamente.

Bem, acredito que já fizemos o suficiente. Podem ver como podemos nos movimentar rápido também e podem ver que o movimento rápido é mais significativo quando feito organizadamente? Porém, ser mais rápido do que outra pessoa não é tão importante. Saber e perceber a diferença entre o rápido e o devagar, dentro de si, é uma coisa extraordinária. Não somente como uma função fisiológica, mas também nas relações humanas, nas relações sexuais, em todas as relações da vida. Mesmo que estejam com pressa, permitam-se o prazer de agir de acordo com seu próprio ritmo. Isto é imensamente significativo. De qualquer forma, todos vocês estão muito mais sabidos e mais humanos agora. Muito obrigado (aplausos).

NOVAS BUSCAS EM PSICOTERAPIA

VOLUMES PUBLICADOS

I — *Tornar-se Presente* — John O. Stevens. Mais de uma centena de experimentos de crescimento pessoal, baseados em Gestalt-terapia, a serem realizados individualmente ou em grupos com a participação de um coordenador.

II — *Gestalt-Terapia Explicada* — Frederick S. Perls. Palestras e sessões de Gestalt-terapia, dirigidas por Perls, constituem a melhor maneira de entrar em contato com a força e a originalidade de sua criação. Transcrições literais de uma linguagem falada, cheia de vigor e de expressões coloquiais.

III — *Isto é Gestalt* — Coletânea dos artigos que representam a expressão mais autêntica do desenvolvimento presente da Gestalt-terapia. "Cada um de nós tem áreas de experiência humana, onde vemos claramente e movimentamo-nos mais facilmente, e outras onde ainda estamos confusos." (...)

IV — *O Corpo em Terapia* — Alexander Lowen. O autor expõe os fundamentos da bioenergética. Discípulo de Reich, retoma e expande as formas pelas quais o desenvolvimento do homem é tolhido pela estruturação errônea de hábitos mentais e motores. Pontilhado de exemplos clínicos esclarece a teoria formulada pela abordagem bioenergética.

V — *Consciência pelo Movimento* — Moshe Feldenkrais. Feldenkrais, com pouca teoria, fundamenta como se forma, como se desenvolve e como se pode melhorar a percepção de si e a estrutura motora da imagem corporal.

VI — *Não Apresse o Rio* — Barry Stevens. Um relato a respeito do uso que a autora faz da Gestalt-terapia e dos caminhos do Zen, Krishnamurti e índios americanos para aprofundar e expandir a experiência pessoal e o trabalho através das dificuldades.

VII — *Escarafunchando Fritz — Dentro e Fora da Lata de Lixo* — Frederick S. Perls. Parte em forma poética, muitas vezes divertido, às vezes teórico, o livro é um mosaico multifacetado de memórias e reflexões sobre a sua vida e sobre as origens e evolução da Gestalt-terapia.

VIII — *Caso Nora* — Moshe Feldenkrais. Relato de como o autor conseguiu a recuperação de Nora, paciente com mais de 60 anos, e que devido a um derrame, ficou incapacitada de ler, de escrever etc. A teoria da consciência corporal aqui se manifesta em sua plenitude, com seus êxitos e tropeços.

IX — *Na Noite Passada Eu Sonhei...* — Medard Boss. Após o estudo de inúmeros sonhos, Boss mostra que não existe ruptura entre o modo de ser no sonhar e o modo de ser na vigília. Boss aponta em que medida a compreensão dos sonhos pode trazer benefícios terapêuticos.

X — *Expansão e Recolhimento* — Al Chung-liang Huang. A essência do t'ai chi, entendido como o princípio mais sutil do taoísmo, isto é, wu-wei, a "não ação". É a aprendizagem do mover-se com o vento e a água, sem violência, não só nos exercícios, mas também no cotidiano.

XI — *O Corpo Traído* — Alexander Lowen. Através de uma minuciosa análise, o consagrado autor aborda o complexo problema da esquizofrenia, das realidades e necessidades de nosso próprio corpo, mostrando como chegarmos a uma plena e gratificante união corpo-mente.

XII — *Descobrindo Crianças* — Violet Oaklander. A abordagem gestáltica com crianças e adolescentes. A autora desenvolve um estudo sério sobre o crescimento infantil, empregando métodos altamente originais e flexíveis.

XIII — *O Labirinto Humano* — Elsworth F. Baker. O livro apresenta a teoria reichiana segundo a qual o caráter humano está baseado no movimento e na interrupção do movimento da energia sexual. Discípulo de Reich, o autor analisa profundamente as causas e os efeitos de tais bloqueios emocionais.

XIV — *O Psicodrama* — Dalmiro M. Bustos. Livro que permite apreender aspectos técnicos de grande utilidade para o psicodramatista, além de dar uma visão global das diferentes aplicações das técnicas dramáticas.

XV — *Bioenergética* — Alexander Lowen — Através de estudos baseados nas teorias de Reich sobre os variados processos de formação da couraça muscular, o autor analisa diversos tipos de comportamento e propõe exercícios que buscam alcançar a harmonia com o Universo através de movimentos corporais.

XVI — *Os Sonhos e o Desenvolvimento da Personalidade* — Ernest Lawrence Rossi. Este livro apresenta os sonhos e a imaginação como processos criativos que conduzem a novas dimensões de consciência, personalidade e comportamento. Através da análise dos sonhos, o autor mostra como podemos ascender a níveis superiores de consciência, amor e individualidade.

XVII — *Sapos em Príncipes* — *programação neurolingüística* — Richard Bandler e John Grinder. A programação neurolingüística é um novo modelo de comunicação humana e comportamento. Trata-se de uma técnica minuciosa, que torna possíveis mudanças muito rápidas e suaves de comportamento e sentimentos, em qualquer contexto.

XVIII — *As Psicoterapias Hoje* — Org. Ieda Porchat. Um grupo de autores nacionais aborda com clareza e atualidade algumas das técnicas psicoterapêuticas empregadas correntemente, situando-as no contexto geral das terapias.

XIX — *O Corpo em Depressão* — Alexander Lowen. A perda da fé, a dissociação entre o corpo e o espírito, entre o homem e a natureza, a agitação da vida moderna, estão entre as principais razões para a depressão que tantas vezes nos oprime. Neste livro Lowen aponta o caminho para a redescoberta de nosso equilíbrio.

XX — *Fundamentos do Psicodrama* — J. L. Moreno. Mediante um amplo debate com famosos psicoterapeutas, Moreno expõe sua teoria e aborda a transferência, tele, psicoterapia de grupo, espontaneidade e outros temas vitais.

XXI — *Atravessando — Passagens em Psicoterapia* — Richard Bandler e John Grinder. Neste livro de programação neurolingüística, enfatiza-se principalmente a formação dos estados de transe e a rica fenomenologia da hipnose. Livro rico em técnicas fortemente ativas e utilizáveis por terapeutas de linhas diversas.

XXII — *Gestalt e Grupos* — Therese A. Tellegen — Esta é a primeira exposição histórico-crítica, entre nós, da Gestalt-terapia. O livro, além dos gestalt-terapeutas, é útil para terapeutas de outras abordagens e demais interessados em grupos, desejosos de confrontar sua experiência com uma reflexão a nível teórico-prático.

XXIII — *A Formação Profissional do Psicoterapeuta* — Elenir Rosa Golin Cardoso. Este livro mostra como se forma o psicoterapeuta, enfocando em especial sua figura idealizada. Através do *Sceno Test*, apresenta uma nova técnica de supervisão.

XXIV — *Gestalt-Terapia: Refazendo um Caminho* — Jorge Ponciano Ribeiro. Uma tentativa teórica de explicar a Gestalt-terapia a partir das teorias que a fundamentam. De modo diferente e original, o autor une teoria e técnicas à prática da vivência em Gestalt-terapia.

XXV — *Jung* — Elie G. Humbert. Livro de grande importância como análise da trajetória intelectual e humana do grande psicanalista, enriquecido por uma detalhada cronologia e bibliografia.

XXVI — *Ser Terapeuta — Depoimentos* — Org. Ieda Porchat e Paulo Barros — Mediante entrevistas com psicoterapeutas, os organizadores trazem para os profissionais e estudantes um depoimento vivo e rico sobre a atividade do terapeuta.

XXVII — *Resignificando* — Richard Bandler e John Grinder. Mudando o significado de um evento, de um comportamento, mudamos as respostas e o comportamento das pessoas. Este livro completa a proposta da Programação Neurolingüística.

XXVIII — *Ida Rolf Fala sobre Rolfing e Realidade Física* — Rosemary Feitis (organizadora). Um instigante e esclarecedor encontro com a teoria do Rolfing e os pensamentos da Dra. Ida Rolf, sua fundadora.

XXIX — *Terapia Familiar Breve* — Steve de Shazer. O autor descreve a teoria e a prática de um modo de atuar que desafia pressupostos básicos na terapia familiar, enfatizando a teoria da mudança.

XXX — *Corpo Virtual — Reflexões sobre a clínica psicoterápica* — Carlos R. Briganti. Este texto possibilita o despertar de novos conhecimentos e novas questões a respeito da complexidade humana associada ao corpo, com toda a sua potencialidade de transformação e de mudança.

XXXI — *Terapia Familiar e de Casal — Introdução às abordagens sistêmica e psicanalítica* — Vera L. Lamanno Calil. A riqueza de conceitos e de conhecimentos teóricos e práticos associados à terapia familiar e de casal levou a autora a sistematizar nesta obra conceitos fundamentais, com a descrição de casos, e ressaltando a constante evolução desta modalidade terapêutica.

XXXII — *Usando sua Mente — As coisas que você não sabe que não sabe* — Richard Bandler. Este livro amplia o conhecimento sobre a Programação Neurolingüística, mostrando-nos como funciona esse método que propicia uma verdadeira mudança de comportamento.

XXXIII — *Wilhelm Reich e a Orgonomia* — Ola Raknes. Neste livro, Ola Raknes trata do envolvimento gradual de Reich com a Orgonomia através do desenvolvimento lógico de suas descobertas.

XXXIV — *Tocar — O Significado Humano da Pele* — Ashley Montagu. Este livro diz respeito à pele como órgão tátil, extensamente envolvido no crescimento e no desenvolvimento do organismo. O autor dedica especial atenção à relação da pele e do toque com a saúde mental e física.

XXXV — *Vida e Movimento* — Moshe Feldenkrais. Indispensável para aqueles que desejam aprofundar seu conhecimento com o trabalho de Feldenkrais, este livro propõe uma série de exercícios para ampliar a consciência pelo movimento.